Rowohlt Verlag GmbH, Kirchenallee 19, 20099 Hamburg

Kontaktadresse nach EU-Produktsicherheitsverordnung:
produktsicherheit@rowohlt.de

Mammographie, Darmkrebsvorsorge, Prostatatest, alljährlicher Gesundheitscheck – wir alle werden angehalten, uns rechtzeitig mit der Früherkennung und Vorsorge zu beschäftigen, oft belohnt durch Bonusprogramme unserer Krankenkassen. Aber helfen all diese Maßnahmen wirklich, Krankheiten vorzubeugen oder sie rechtzeitig zu erkennen?

Eines steht fest: Der Nachweis steht aus, dass Menschen seltener an Herz-Kreislauf-, Krebs-, Diabetes- oder anderen Erkrankungen sterben ohne diese Flut von angebotenen Vorsorgeuntersuchungen.

Heute wissen wir: Das Suchen nach Risiken und Krankheiten ist nicht zwangsläufig von Nutzen. Insbesondere das Massenscreening in der Krebsmedizin nutzt nur einem verschwindend kleinen Teil der Menschen. Vorsorgemedizin, das zeigt die Autorin, ist unzuverlässig und recht willkürlich, und bis heute gibt es viele Irrtümer in diesem Zweig der Medizin.

Prof. Dr. Ingrid Mühlhauser ist Fachärztin für Innere Medizin, Endokrinologie und Diabetologie sowie Inhaberin des Lehrstuhls für Gesundheitswissenschaften an der Universität Hamburg. Sie war bis 2017 Vorsitzende des Deutschen Netzwerks Evidenzbasierte Medizin und forscht seit mehr als 20 Jahren über Sinn und Unsinn von medizinischen Maßnahmen.

Prof. Dr. Ingrid Mühlhauser

# UNSINN
## VORSORGEMEDIZIN

Wem sie nützt, wann sie schadet

Rowohlt Taschenbuch Verlag

3. Auflage Februar 2024

Originalausgabe
Veröffentlicht im Rowohlt Taschenbuch Verlag,
Reinbek bei Hamburg, Oktober 2017

Umschlaggestaltung ZERO Media GmbH, München
Umschlagabbildung FinePic®, München
Satz aus der Sabon, InDesign,
bei Dörlemann Satz, Lemförde
Druck und Bindung BoD – Books on Demand GmbH, Bad Hersfeld
ISBN 978-3-499-63255-6

## Inhaltsverzeichnis

# VORWORT

Dieses Buch ist kein Ratgeber und auch keine Grundlage für informierte Entscheidungen zu konkreten Gesundheitsfragen. Ratgeber will es nicht und Entscheidungshilfe kann es nicht sein. Dazu bräuchte es für das jeweilige medizinische Problem vollständige Informationen. Das eigene Erkrankungsrisiko und alle Behandlungsalternativen mit ihren Vor- und Nachteilen müssten beurteilbar sein.

Dieses Buch will vielmehr ausgewählte Kontroversen zum Thema medizinische Vorsorge aufzeigen. Ausgewogenheit ist kein vorrangiges Ziel. Der Nutzen von Prävention und Früherkennung wird bereits hinlänglich gepriesen. Hingegen werden der mögliche Schaden und die Unsicherheiten der verschiedenen medizinischen Maßnahmen allzu oft beschönigt dargestellt. Die Ausführungen in diesem Buch sind zwangsläufig einseitig. Die Auswahl der Themen erfolgt nach den Forschungsschwerpunkten der Autorin und der medialen Aufmerksamkeit. Auch Kritik kann zum Dogma werden und den Blick auf Sachverhalte verzerren. So wird vermutlich die eine oder andere Ansicht, die in diesem Buch vielleicht sogar mit starken Argumenten vorgetragen wird, in Zukunft revidiert werden müssen. Die Aussagen beruhen auf dem Wissensstand der Jahre 2016 bis Mai 2017. Selbst das ernsthafte Bemühen um eine gewissenhafte Bearbeitung nach hohen wissenschaftlichen Ansprüchen wird es nicht schaffen, alle relevanten Entwicklungen zu den verschiedenen Themen angemessen und tagesaktuell zu berücksichtigen. Eine kritische Haltung gegenüber der Kritik der Autorin ist daher durchaus angebracht.

Jedes Kapitel ist in sich abgeschlossen. Das Buch kann also

gut auch «quergelesen» werden. Im ersten Abschnitt «Vorsorge im Wirtschaftssystem Medizin» findet sich eine persönliche kritische Einordnung des Themas.

Im nächsten Abschnitt geht es vorrangig um Krebsfrüherkennung. Wer Systematik schätzt, der findet in der Kapitelfolge «Krebsfrüherkennung besser verstehen» eine Anleitung zur Bewertung von Nutzen und Schaden von Screening-Untersuchungen. Der Abschnitt «Mit Zahlen manipulieren» zeigt am Beispiel «Früherkennung von Brustkrebs» die Vielfalt an Manipulationen und Täuschungen bei der Kommunikation von Studienergebnissen. Das Thema ist für alle Vorsorgeuntersuchungen relevant. Der zweite Teil des Buches behandelt die Gesundheitschecks, das Screening auf Risikofaktoren, Vorsorge und Prävention von Herz- und Kreislauferkrankungen sowie weitere spezielle Themen.

Insgesamt will das Buch Anregung sein für einen Perspektivwechsel und einen kritischen Diskurs über Vorsorge in unserem Medizinsystem und Grundlage für Patienten, ihren Ärzten Fragen zu stellen, an die sie bisher nicht gedacht hätten.

*Die Autorin verweist darauf, dass sie keine Verantwortung im juristischen Sinn übernimmt für Aussagen, die in diesem Buch gemacht werden. Medizinische Verfahren unterliegen einer ständigen Überprüfung, Weiterentwicklung und Revision. Ausdrücklich soll betont werden, dass die Informationen in diesem Buch nicht geeignet sind, individuelle Empfehlungen oder Anordnungen durch behandelnde Ärzte zu persönlichen Gesundheitsproblemen in Frage zu stellen oder zu widerlegen.*

Univ.-Prof. Dr. med. Ingrid Mühlhauser
Hamburg, Mai 2017

# VORSORGE IM WIRTSCHAFTSSYSTEM MEDIZIN

## WENN KRANKHEIT ZUR SCHULD WIRD

Der Ruf nach Sanktionen gegen Vorsorgemuffel, Raucher, Bewegungsverweigerer und Übergewichtige will nicht verstummen. Krankheit scheint zunehmend als fehlender Wille zur eigenverantwortlichen Gesundheitssorge zu gelten.

Gesetzlich Krankenversicherte müssen schon seit längerem einmal pro Jahr zum TÜV beim Zahnarzt. Werden die Termine nicht penibel eingehalten, gibt es finanzielle Nachteile. Der Nachweis steht allerdings aus, dass diese Kontrollen die Zahngesundheit der Bevölkerung verbessern. Hingegen sind die Indizien erdrückend, dass in unserem geschäftsorientieren Medizinsystem diese Vorsorge eher den Zahnärzten nützt. Der Schaden durch überflüssige und kostspielige Eingriffe an den Zähnen könnte überwiegen.

Im Jahr 2007 hatte die damalige deutsche Bundesregierung Abstrafungen für Patienten mit bestimmten chronischen Krankheiten beschlossen. Sie sollten wirksam werden, wenn Bürger erkranken, die zuvor die entsprechenden Vorsorgeuntersuchungen nicht regelmäßig in Anspruch genommen hatten. Ebenso waren finanzielle Nachteile für chronisch erkrankte Menschen vorgesehen, die sich nicht «therapietreu» verhalten, also die Anweisungen der Ärzte nicht befolgen. Die Sanktionen hätten die Falschen getroffen. Hauptursache für fehlende Therapietreue ist nämlich das schlechte

Kommunikationsverhalten der Ärzte. Viele Patienten, die eine Arztpraxis verlassen, haben nicht verstanden, warum sie welches Medikament in welcher Dosierung für wie lange einnehmen sollen.

Per Gesetz sollten die Bürger zur Krebsvorsorge verpflichtet werden, auch wenn diese vermeintliche Vorsorge Erkrankungen wie Brustkrebs gar nicht verhindern kann. Im Gegenteil, durch sogenannte Überdiagnosen führt das Screening zu mehr Brustkrebs unter den Frauen.

Das beispiellose Vorgehen der deutschen Politiker hatte es bis zu einer Meldung im *British Medical Journal*, einer weltweit renommierten medizinischen Fachzeitschrift, geschafft. Die damalige Bundeskanzlerin Angela Merkel wurde mit einem Foto abgebildet. Die Schlagzeile lautete «*Germany will penalise cancer patients who do not undergo regular screening*», also «Deutschland wird Krebspatienten bestrafen, die nicht regelmäßig am Screening teilnehmen».

Zum Glück gab es damals ausreichend Widerstand von kritischen Wissenschaftlern. Das Gesetz wurde so nie umgesetzt. Stattdessen sollte es lediglich eine «Beratungspflicht» zu einzelnen Krebsfrüherkennungsuntersuchungen geben. Die Anwendung in der Praxis wurde jedoch nie überprüft.

Im Jahr 2013 wurde das alte Gesetz durch ein neues ersetzt, das «Krebsfrüherkennungs- und -Registergesetz». Die Zielsetzung des damaligen Bundesgesundheitsministers Daniel Bahr blieb dennoch unverändert. Mehr Menschen sollen die Krebsvorsorge in Anspruch nehmen. «Die Regierung sagt dem Krebs den Kampf an», wird der Minister im Deutschen Ärzteblatt zitiert. Durch ein persönliches Einladungsverfahren sollen die Teilnahmeraten an der Krebsvorsorge erhöht werden. «Wir appellieren damit an die Eigenverantwortung der Versicherten», so Bahr.

Wenig später, im Jahr 2015 wurde nach mehreren gescheiterten Versuchen ein Präventionsgesetz verabschiedet. Der Auftrag lautet, Vorsorge in allen Lebensbereichen zu stärken. Die Bürger werden angemahnt, ihren Lebensstil zu ändern. Gesundheitsbewusstes Verhalten darf belohnt werden. Wer selten krank ist, bekommt einen Bonus. Seit 2017 erhalten z.B. Mitarbeiter des Autokonzerns Daimler, die keinen Arbeitstag fehlen, 200 Euro Prämie im Jahr. Das Unternehmen Amazon will seine Mitarbeiter in Deutschland nun ebenfalls belohnen, aber nur, wenn eine gesamte Arbeitsgruppe keine Fehltage zu verzeichnen hat. Sollte nur eine einzige Person aus der Gruppe auch nur einen Tag der Arbeit fernbleiben, erhalten auch alle anderen Arbeitnehmer keine Bonuszahlung.

## Verpflichtung zur Eigenverantwortung als Herrschaftsanspruch?

Das Horrorszenario eines gesundheitsdiktatorischen Staates nimmt wieder Gestalt an. Auch in den 30er und 40er Jahren des letzten Jahrhunderts sollten die Menschen in Deutschland zu gesundem Verhalten verpflichtet werden. Der bekannte Medizinkritiker Petr Skrabanek zeichnet schon in seinem 1994 publizierten Buch «*The Death of Humane Medicine and the Rise of Coercive Healthism*» ein Bild staatlicher Gesundheitsideologie und spricht von *Health Fascism*.

Die bekannte Schriftstellerin Juli Zeh sieht in ihrem deutschen Zeitroman «Corpus Delicti. Ein Prozess» eine neue autoritäre Bedrohung durch Pflicht zur Gesundheit. Sie fürchtet eine Gesundheitsdiktatur, in der jeder alles tun muss, um den Körper gesund zu halten. Wer nicht gehorcht, wird angeklagt und bestraft. Die Protagonistin des Buches steht vor Gericht, weil sie ihren Schlaf- und Ernährungsbericht nicht eingereicht, ihre häusliche Blutdruckmessung und die Urintests nicht durchgeführt und viel zu lange nicht auf dem Heimtrainer gesessen hat. In einem *stern*-Interview im Jahr 2009 beklagt Juli Zeh den zunehmenden Totalitätsanspruch dieser Gesundheitsvorsorge am Beispiel der Pflichtuntersuchungen für Kinder. Gesundheit sei zum Religionsersatz geworden.

### Normierung der Körperfunktionen durch Fachausschüsse

Getragen wird dieser Präventionsfanatismus unter anderem durch den Allmachtszuspruch an die Medizin und durch unser gesellschaftliches Leitbild des ewig jung bleibenden, funktionstüchtigen und lebensbejahenden Menschen mit seiner idealtypischen Normierung der als gesund geltenden Körperfunktionen. Abweichungen von diesen statisch definierten Normzuständen gelten als behandlungsbedürftig und legitimieren medizinische Maßnahmen gerade auch bei Bürgern, die sich gesund fühlen. Typische Beispiele sind die immer weiteren Absenkungen von Grenzwerten für normalen Blutzucker, Cholesterin oder Blutdruck. So werden immer mehr Gesunde, oft von einem Tag zum anderen, zu «Chronikern» mit Fettstoffwechselstörungen, Bluthochdruck oder Diabetes, ohne dass sich etwas an ihren Körperfunktionen oder Krankheitsrisiken verändert hätte. Der Vitalitätsstatus der Bevölkerung ist zu einem Produkt von Norm-Ausschüssen der medizinischen Fachgesellschaften geworden.

## Befindlichkeitsstörungen werden zu vermeidbaren Krankheiten

Auch alltägliche und harmlose Beschwerden wie Schwitzen, Bauchgrimmen, Unterleibsziehen, Aufstoßen, Beinkribbeln oder Persönlichkeitsmerkmale wie Sexmuffeligkeit, Lebhaftigkeit, Melancholie, Lustlosigkeit, Schüchternheit oder Ängstlichkeit werden zunehmend zu Krankheiten klassifiziert, die frühzeitig erkannt und behandelt werden sollen. Im Extremfall scheint sich dies zum gesellschaftlichen Dogma zu entwickeln, wie der Anspruch auf ein Leben und Sterben ohne depressive Verstimmungen und völliger Schmerzfreiheit. Das Erfinden von Krankheiten hat inzwischen einen Namen erhalten, *«Disease Mongering»*. Die Industrie und medizinische Einrichtungen nutzen dies als Strategie zur Vermarktung ihrer Angebote. Anwendungsbereiche werden ins öffentliche Bewusstsein manövriert und gleichzeitig die Produkte und Leistungen als Lösung für diese Probleme angepriesen.

## Wer definiert Gesundheit?

Eine öffentliche Auseinandersetzung über ideologische Hintergründe, moralische Überzeugungen und den Nutzen und Schaden von präventiven Maßnahmen ist dringlich erforderlich. Fragen, die sich aufdrängen:

- Wer hat die Hoheit über die Definition von Gesundheit? Ärzte, Statistiker, Industrielobbyisten, Politiker oder das Individuum?
- Darf ich mich gesund fühlen, auch wenn ich Vorsorge nicht in Anspruch nehme? Darf ich mein Schicksal leben?

- Gibt es ein Recht oder sogar die Pflicht für andere zu definieren, was für sie Gesundheit sein sollte?
- Dürfen Politiker Menschen zu Gesundheitsmaßnahmen gesetzlich verpflichten?
- Auf welchen moralischen Überzeugungen und Wertvorstellungen beruhen die Forderungen nach Gesundheitskontrolle über andere?
- Welche wissenschaftlichen Belege müssen vorliegen, um eine bestimmte Präventionsmaßnahme fordern oder umsetzen zu dürfen?
- Welche Kompetenzen müssen jene haben, die Bewertungen vornehmen und Entscheidungen treffen?
- Sollte kritische Gesundheitsbildung in Schulcurricula integriert werden?

## WENN VERTRAUEN KRANK MACHT

*Die Frau ist beunruhigt. Der vaginale Ultraschall zeigt einen verdächtigen Befund am Eierstock. Weitere Untersuchungen sind notwendig. Möglicherweise muss operiert werden. Eigentlich wollte sie nur zur jährlichen Vorsorge. Sie fühlt sich gesund. Aber die Ärztin meinte, auch die Eierstöcke sollten gecheckt werden. Das müssen die Patienten allerdings selbst bezahlen, die Krankenkassen wollen sparen und würden nur mehr für das Notwendigste aufkommen. Die Frau hat zugestimmt. Die Gesundheit ist ihr wichtig. Zudem muss sie ihren Ärzten dankbar sein. Schon vor Jahren ist zufällig ein Knoten in der Schilddrüse entdeckt worden. Möglicher Krebs im Frühstadium. Auch damals hatte sie keine Beschwerden. Sie ist sich sicher, ihr Leben verdankt sie den Ärzten.* Ein typisches Beispiel.

Die wissenschaftliche Beweislage ist klar. Das routinemäßige Checken der Eierstöcke und der Schilddrüse hat keinen Nutzen. Es gibt nicht weniger Todesfälle. Aber massenhaft falsche Verdachtsbefunde und unnötige Therapien. Gesunde werden zu Krebspatienten, obwohl sich ein Krebs zeitlebens nicht bemerkbar gemacht hätte. Man spricht von Überdiagnosen und Übertherapien. Sie präsentieren sich als Erfolge der Medizin. Ist die Behandlung überstanden, erscheinen die Patienten als geheilt. In Wirklichkeit wurde miss-handelt.

Gesundheitschecks gibt es von der Geburt bis zum Tod. Warum sollen die Geschlechtsteile einmal pro Jahr abgetastet und inspiziert werden? Es wird zu häufig und zu viel untersucht. Jedoch, die Frauenärzte wehren sich mit aller Macht ihrer Lobbyisten und Standesvertreter gegen eine Reduzierung auf das wissenschaftlich Gebotene.

Nur wenige Früherkennungsuntersuchungen nutzen, und dann nur einzelnen Menschen. Sehr viel mehr Menschen erleiden Schaden. Trotzdem wird ungehemmt weitergetestet. Zu den gesetzlich geregelten Vorsorgeuntersuchungen kommen noch die sogenannten IGEL, die individuellen Gesundheitsleistungen. Diese medizinischen Maßnahmen müssen die Patienten selbst bezahlen. Nur ausnahmsweise sind sie sinnvoll, nötig sind sie nicht. Ansonsten würden die Krankenkassen die Kosten übernehmen. Frauenärzte, Augenärzte und Hautärzte sind besonders erfolgreiche Verkäufer von Vorsorge-IGEL. Die Mediziner lassen ihre Helferinnen in speziellen Kursen zur Vermarktung der IGEL trainieren. Wie man hört, gibt es inzwischen sogar Praxen, die ihren Patienten Leistungen als IGEL in Rechnung stellen, obwohl die Krankenkassen die Untersuchungen bezahlen würden.

Unser Gesundheitssystem ist vorrangig Gesundheitswirtschaft. Ärzte führen ihre Praxen als gewinnorientierte Betriebe. Das gilt ebenso für die Krankenhäuser. Die Zusammenarbeit mit der Pharmaindustrie und Herstellern von Medizinprodukten ist freundschaftlich und eng. Die Bedürfnisse und Wünsche der Patienten stehen nicht zwangsläufig im Vordergrund. Ärzte beurteilen ihre Klientel nach Kriterien der Gewinnmaximierung. Welche medizinischen Leistungen können am einzelnen Patienten noch abgerechnet werden? Je mehr Diagnosen, umso mehr Geld.

Daher verwundert es nicht, dass immer mehr Menschen chronisch behandlungsbedürftig sind. Grenzwerte für Diabetes, Bluthochdruck und Cholesterin wurden über die letzten Jahrzehnte mehrfach abgesenkt. Gesunde werden so massenhaft zu Kranken. Die wissenschaftliche Grundlage dafür ist meist schwach oder fehlt ganz. Am schlimmsten trifft es die Senioren. Zwei Drittel sollen zu hohe Cholesterinwerte haben. Jeder dritte 80-Jährige ist inzwischen ein Diabetes-Patient. Das Normalisieren des Blutzuckers ist für sie allerdings nutzlos. Bei manchen Therapien steigt sogar das Risiko für Herzinfarkte oder Schlaganfälle. Trotzdem werden viele Hochbetagte intensiv behandelt, müssen Insulin spritzen und sich oft mehrfach am Tag in den Finger stechen, um den Blutzucker zu testen. Alle drei Monate sollen sie zur Kontrolle. Das aufwendige Verfahren wird den Ärzten gut vergütet. Es ist die Pervertierung von Vorsorge, zum Schaden der Patienten. Statt weniger gibt es mehr Krankheitslast.

Auch die Psychotherapeuten fordern zunehmend erfolgreicher ihren Anteil am Gesundheitsgeschäft, auch in der Vorsorge. Sie schaffen sich eine neue und immer größere Klientel. Psychische Gesundheit kann kaum noch einer für sich beanspruchen. Die amerikanischen Psychiater haben kürzlich die menschliche Trauer zur Krankheit definiert. Sollte der Verlust eines geliebten Menschen nach zwei Wochen nicht überwunden sein, ist psychotherapeutische Unterstützung angeraten. Entstigmatisierung ist das Zauberwort. Schicksalsschläge oder persönliches Versagen und Scheitern gelten nicht mehr als Herausforderungen des Lebens, die gemeistert werden wollen. Sie dürfen jetzt öffentlich als behandlungsbedürftige Leiden zelebriert werden. Sonderlinge werden großzügig toleriert, sofern sich die Psychoexperten der Abweichler annehmen. Unsere Städte sollen nicht nur lebenswert sein. Die Ärzte plädieren für schmerzfreie Städte, die Psychotherapeuten für psychisch gesunde Städte. Die Experten für die psychische Hygiene stehen einsatzbereit für alle Lebenslagen. Am besten schon präventiv. Es scheint schick geworden zu sein, einen persönlichen Psycho-Coach an der Seite zu haben. Die meisten Behandlungen sind zwar unwirksam, aber sie können zu neuen Beschwerden führen. Damit wäre die lebenslange Begleitung durch den Psychotherapeuten gesichert.

Ärzte und andere Therapeuten handeln nicht immer zum besten Wohle ihrer Patienten. Nur eine Minderheit folgt konsequent wissenschaftsbasierten Empfehlungen. Selbst Ärzte verstehen oft wissenschaftliche Studien nicht. Das macht sie manipulierbar. Sie vertrauen eher der Pharmaindustrie oder Meinungsexperten. Einen Faktencheck können die meisten nicht eigenständig durchführen. Die Notwendigkeit wird häufig auch gar nicht gesehen. Therapiefreiheit wird missverstanden. Gesundheitsfürsorger haben aber nicht Freiheit, sondern Verantwortung für die Therapie ihrer Patienten. Sie können diese nur wahrnehmen, wenn sie ihre Entscheidungen auf den aktuellen medizinischen Wissenschaftsstand gründen.

Die Bürger haben dem wenig entgegenzusetzen. Es fehlt an Grundkompetenzen, medizinische Verfahren zu bewerten. Krankheitsrisiken, medizinische Testergebnisse sowie Nutzen und Schaden von Behandlungsalternativen werden nicht verstanden. Eine kritische Auswahl von Informationen ist nicht möglich. Das Handeln der Ärzte kann nicht eingeordnet werden.

Wenn es zwickt und zwackt, geht es schnell zum Arzt. Beschwerden sollen ernst genommen werden. So haben wir es schon als Kinder gelernt. Zu langes Warten könnte sich rächen. Also zückt der Doktor sein Arsenal an Instrumentarien. Es wird untersucht und behandelt – und abgerechnet. Je eingreifender und aufwendiger, umso wirksamer. Injektionen helfen besser als Pillen, teure Medikamente besser als billige. Sind die Beschwerden dann verschwunden, hat es der Doktor gerichtet. «Wer heilt, hat recht» – das ist ein fundamentaler Trugschluss, der das Geschäftsmodell und den Glauben der Bürger an die Ärzte aufrechterhält.

Denn die meisten Beschwerden verschwinden auch von alleine wieder. Man muss nur abwarten, bis der Körper es selbst wieder richtet oder sich arrangiert. Diese Chance bekommt er aber kaum noch. Es wird ja sofort gehandelt. Auch wenn es leere Rituale sind. Im besten Fall ohne großen Schaden.

Wie wollen Sie feststellen, ob das Schmerzmittel wirklich hilft, wenn Sie nicht wissen, ob der Schmerz nicht auch von alleine wieder verschwindet? Wie wollen Sie beurteilen, ob die Infusionsbehandlung, zu der Sie sechs Wochen lang in die Praxis mussten, wirklich geholfen hat? Vielleicht wären Sie ohne diese Behandlung schneller gesund geworden?

Heilung gibt es nur, wenn durch die Maßnahme Krankheiten nachweislich besser behandelt werden als durch Abwarten. Das kann man üblicherweise nicht am Einzelfall beobachten. Es braucht dazu gute wissenschaftliche Studien. Viele Behandlungen sind wirkungslos. Gesundung erfolgt dann nicht wegen, sondern trotz dieser Maßnahmen. Solche Eingriffe sind eigentlich Kunstfehler. Für die medizinische Vorsorge gilt das noch viel mehr. Ob die Vorsorge gesund erhält, kann am eigenen Körper nicht beobachtet werden.

Es versteht nur kaum einer. Dazu bräuchte es ein Mindestmaß an kritischer Gesundheitsbildung. Aber an Aufklärung ist niemand interessiert. Der Glaube der Bürger an ihre Ärzte erscheint unerschütterlich. Und so werden die ärztlichen Standesvertreter auch nicht müde, das Vertrauen in die Ärzte zu beschwören. Wer das Vertrauensverhältnis zwischen Arzt und Patient untergräbt, gilt als Unruhestifter. Ist doch das blinde Vertrauen in den Arzt die Grundlage dieses Geschäftsmodells.

## JE KRÄNKER, DESTO BESSER

Unter diesem Titel berichtete die *Süddeutsche Zeitung* am 11. Oktober 2016 über das «*Outing*» des Vorstands der Techniker Krankenkasse (TK), Jens Baas, zu den Geschäftspraktiken im Wettbewerb der Krankenkassen um den höchsten Anteil von Versicherten mit «schweren» Diagnosen.

Das Abrechnungssystem in Deutschland begünstigt Krankenkassen, die mehr sehr kranke Patienten oder chronisch kranke Patienten haben. Das hat dazu geführt, dass die Krankenkassen den Ärzten zur Hand gehen, um die Diagnosen bei ihren Patienten zu «optimieren» bzw. «hochzuschrauben». Aus leichtem Bluthochdruck wird schwerer Bluthochdruck, aus einer Gemütsverstimmung wird eine Depression, aus einer leichten Blutzuckererhöhung wird Diabetes mit Folgeschäden.

Dass ausgerechnet der Vorstand der Techniker Krankenkasse den Skandal an die Öffentlichkeit bringt, ist nicht verwunderlich. Ist das Marketingkonzept der TK doch, möglichst viele gesunde und junge Versicherte anzuwerben, weil sie weniger krank sind und daher weniger kosten. Über den Finanzausgleich zwischen den Krankenkassen, den sog. Morbi RSA, ist da für die TK nichts zu holen, im Gegenteil, sie muss bezahlen an die AOK, in der die Ärmeren und Kränkeren unserer Gesellschaft versichert sind.

Auf der Strecke bleiben die Patienten, weil sie mit Krankheitsschwere ungebührlich belastet werden, und weil die Versicherungsbeiträge immer weiter steigen für Krankheiten, die es im veranschlagten Ausmaß gar nicht gibt.

Überdiagnosen und Übertherapien sind die Folgen. Für manche Versicherte ist das nicht bedeutungslos. Depressive Verstimmungen sind Teil unseres Lebens und keine Krankheit. Eine Diagnose Depression hat hingegen durchaus Konsequenzen für die persönliche Entwicklung. Noch schlimmer wäre es, wenn altersbedingte körperliche Funktionsstörungen ungerechtfertigterweise normabweichenden Blutzuckerwerten angelastet würden. Die Bürde einer Diagnose Diabetesspätschäden kann erdrückend sein.

Der Skandal betrifft nicht nur den Bereich der niedergelassenen Ärzte, sondern auch die Krankenhäuser. Dort wird schon lange akribisch nach jeder möglichen Diagnose gesucht. Je mehr Diagnosen, umso mehr Geld gibt es von den Krankenkassen.

In den Krankenhäusern erfolgt die Abrechnung nach dem System der *Diagnosis Related Groups* DRG, sogenannten diagnosebezogenen Fallgruppen. Die Krankenhäuser beschäftigen spezielles Personal zur Optimierung der Diagnosen für die Kostenerstellung. Da wird aus einer kurzen Durchblutungsstörung des Gehirns auch schon mal ein Schlaganfall. Der Unterschied liegt in der Dauer der Beschwerden. Die transitorisch ischämische Attacke TIA, wie der medizinische Fachausdruck heißt, dauert meist nur wenige Stunden. Der Patient kann ambulant versorgt werden. Zeigen sich Ausfälle länger als 24 Stunden, wird ein Schlaganfall diagnostiziert und üblicherweise stationär behandelt. Denn das Krankenhaus kann einen Schlaganfall teurer abrechnen als eine TIA. Oder ein kurzfristig leicht erhöhter Blutzuckerwert, der bei schweren Krankheiten schon mal gemessen werden kann, wird zu Diabetes, weil etwa eine Operation eines Patienten mit Diabetes mehr Geld bringt als ohne Diabetes. Oder es wird eine zusätzliche Demenz oder Depression diagnostiziert. Wenn die Menschen schwer krank sind, ist Niedergeschlagenheit eigentlich nicht unerwartet. Im Gegenteil, es wäre verwunderlich und ein Fall für den psychiatrischen Experten, wenn die Gefühle dabei kalt blieben.

Die Praxis des Überdiagnostizierens mit dem Ziel, mehr Geld für die Behandlung einzelner Patienten von den Krankenkassen zu erhalten, ist seit Jahren bekannt. Erstaunlicherweise werden selten die Auswirkungen dieser Praxis auf die betroffenen Patienten thematisiert. Es ist ja nicht folgenlos, mit welchen Krankheitszuschreibungen man als Bürger zu leben hat. Offenbar hält sich aber weiterhin der Glaube, dass Diagnosen immer wahre Krankheitszustände beschreiben und dass es nur von Vorteil sein kann, wenn alles, was nur möglich ist, diagnostiziert wird.

Warum empören sich die Betroffenen nicht über falsche Diagnosen, die ihnen Leiden aufbürden, die sie gar nicht haben?

# KREBSFRÜHERKENNUNG BESSER VERSTEHEN

## WORAN WIR STERBEN – ALTE UND NEUE TODESURSACHEN

Noch vor 100 Jahren waren Infektionskrankheiten die häufigste Todesursache. Bessere Lebensbedingungen und medizinische Fortschritte haben die Lebenserwartung enorm verbessert. Ausreichend Nahrung, sauberes Wasser, Unfallschutz, Impfungen, die Bekämpfung von bakteriellen Infektionen mit Antibiotika und bessere chirurgische Verfahren hatten vermutlich den größten Einfluss.

Je länger die Menschen leben, umso eher kommen Krankheiten zum Vorschein, die erst im Seniorenalter auftreten. Allen voran sind das die Herz-Kreislauf- und Krebserkrankungen. Etwa jeder Zweite stirbt durch einen Herzinfarkt, Schlaganfall oder Herzversagen, jeder Vierte an einer Krebserkrankung. Fast die Hälfte der Menschen in Deutschland wird bis zum Tod irgendeine Krebsdiagnose erhalten. Jede einzelne Krebserkrankung ist jedoch vergleichsweise selten. So sterben zwar von 100 Frauen etwa 3 an Brustkrebs, 20 sterben aber an irgendeiner anderen Krebserkrankung, die seltener ist als Brustkrebs.

Selbst wenn es also möglich wäre eine einzige Krebsart zu eliminieren, würde sich das nur minimal auf das Gesamtüberleben der Menschen auswirken. Andere Krankheiten würden verstärkt zum Vorschein kommen. Alterungsprozesse betreffen den gesamten Organismus. Das begünstigt das Entstehen von krebsartigen Veränderungen in verschiedenen Organen. Ist ein Krebs besiegt, kann ein anderer Überhand gewinnen. Oder eine Herzkrankheit, die sich schon über Jahre angebahnt hat, manifestiert sich nun mit einem Herzinfarkt. Man spricht von sogenannten «konkurrierenden Todesursachen».

Das bedeutet auch, dass mit zunehmendem Alter das Aufspüren von Frühstadien einzelner Krebserkrankungen immer nutzloser wird. Viele Krebserkrankungen entwickeln sich schleichend über Jahre und machen lange Zeit keine Beschwerden. Oft ist es dann besser, sie nicht zu finden. Die Menschen sterben nicht an diesem Krebs, sondern mit dem Krebs. Andere Krebsarten treten so plötzlich auf, dass eine Früherkennung gar nicht möglich ist, wie z.B. eine akute Leukämie.

Neben den altbekannten gibt es heute völlig neue Todesursachen. Sie sind quasi der Kollateralschaden unserer modernen Medizin. Ein zunehmender Anteil der Bevölkerung verstirbt durch Medikamente. Oft, weil sie falsch eingesetzt werden. Bei der Bekämpfung von schweren Erkrankungen wird das Risiko des Schadens sogar in Kauf genommen. Die meisten Todesfälle treten jedoch durch Wechselwirkungen von Medikamenten auf. Wenn eine Vielzahl an Wirkstoffen eingenommen wird, sind die Effekte nicht mehr abzuschätzen. Die Zahl der Todesfälle durch Wechselwirkungen der Medikamente wird für Deutschland auf 16 000 bis 25 000 pro Jahr geschätzt. Zum Vergleich, pro Jahr sterben etwa 3400 Menschen im Straßenverkehr. Zusätzlich beschert uns unser Medizinsystem Todesfälle durch unnötige Operationen und andere sinnlose Behandlungen. Diese Todesfälle durch medizinische Eingriffe oder ärztliches Fehlverhalten werden bisher in der offiziellen Todesursachenstatistik nicht ausgewiesen.

Da Vorsorge und Krebsfrüherkennung an gesunden bzw. beschwerdefreien Menschen erfolgt, ist es besonders wichtig, den möglichen Nutzen gegen die unerwünschten Folgen abzuwägen. Gesünder als gesund ist nicht möglich.

## VORSORGE BIS ZUM TOD

Die Suche nach Risiken und Krankheiten beginnt schon bevor der Erdenbürger oder die Erdenbürgerin das Licht der Welt überhaupt erblickt hat. Die Gebärmutter ist keine schützende Höhle mehr, in die nicht eingedrungen werden kann. Mit Ultraschall kann sie ausspioniert und das wachsende Leben darin überwacht werden. Es kann auch aussortiert werden. Nicht alle Kinder mit Down-Syndrom schaffen es ans Licht der Welt.

Eizellen, Spermien und Embryonen können heute schon in der Petrischale im Labor gecheckt und optimiert werden, noch bevor sie überhaupt den Weg in die Mutterhöhle antreten. In Deutschland ist das verboten, doch in anderen Ländern sieht man das lockerer.

Die Schwangerschaft ist zum Allgemeingut geworden. Die Mutterschaftsrichtlinien verpflichten die Mutter zum regelmäßigen TÜV. Die Ärzte übernehmen die Überwachung des Ungeborenen. Kaum hat das Neugeborene zum ersten Atemzug angesetzt, wird es schon getestet. Die Hebamme oder die Ärztin ermitteln den sogenannten Agpar Score. Sie prüfen die Hautfarbe, die Atmung und den Wachheitszustand des Neugeborenen. Auch die Blutwerte werden untersucht und eingeordnet.

Bald darauf folgen die frühkindlichen Screeningtests.

Dazu gehören körperliche Untersuchungen der Hüftgelenke oder des Hörvermögens und der Stich in die Ferse zur Gewinnung von Blutproben. Eine Unterfunktion der Schilddrüse oder andere Stoffwechselstörungen sollen frühzeitig entdeckt werden.

Alle diese Tests suchen nach seltenen Abweichungen. In manchen Fällen ist das frühe Aufspüren von Funktionsstörungen und Krankheiten sinnvoll. Jeder Test hat jedoch auch das Risiko von Fehldiagnosen. So werden die Eltern unnötig beunruhigt, oder es werden Vorsichtsmaßnahmen eingeleitet, die eigentlich unnötig sind, weil sich die Kinder ohnehin normal entwickelt hätten, vieles wächst sich aus. Häufige Kontrollen beim Kinderarzt in den ersten Lebensmonaten sind dann oft die Folge, bis Entwarnung gegeben werden kann. Das gilt auch für die zahlreichen Tests, die in den weiteren Kinder- und Jungenduntersuchungen regelhaft durchgeführt werden. Manche Untersuchungen können tatsächlich hilfreich sein, vieles ist jedoch nicht wissenschaftlich abgesichert.

Kaum ist der Mensch dem Kinderarzt und dem Elternhaus entwachsen, wird schon wieder ausgemustert. Will man zur Bundeswehr oder zur Polizei, wird auf Eignung geprüft. Auch am Beginn vieler anderer beruflicher Karrieren stehen medizinische Untersuchungen. Für die Beamtenlaufbahn soll der Check garantieren, dass der Staat nicht für invalide und chronisch Kranke aufkommen muss. Für viele Arbeitsbereiche gibt es spezifische Untersuchungen, die die Einsatztauglichkeit bescheinigen sollen. Auch hier werden Tests durchgeführt, die falsche Ergebnisse bringen können. Manchmal sind sie auch ungerecht. Gelegentlich schafft es ein Schicksal in die Medien, wie der Fall einer stark übergewichtigen jungen Frau, die der bayerische Staat nicht als Lehrerin verbeamten wollte. Die Frau hatte geklagt und recht bekommen. Übergewicht alleine ist keine Krankheit und kein ausreichendes Indiz für spätere Arbeitsunfähigkeit.

Ab 35 sollen die deutschen Bürger alle 2 Jahre zum Gesundheitscheck beim Hausarzt, zum Messen von Blutdruck, Blutzucker, Cholesterin, Untersuchung des Harns und den ersten Krebs-Früherkennungs-Untersuchungen. Bei Frauen geht es schon mit 20 los. Inspizieren der äußeren Genitalien und Abtasten der inneren Geschlechtsorgane sowie der Brüste beim Frauenarzt. Die Urologen wollen nun auch schon die 14-Jährigen zum regelmäßigen Hodencheck verpflichten. Selbst das Hautkrebsscreening wird zunehmend für Kinder und Jugendliche beworben.

Mit dem Alter hat die Vorsorge kein Ende. Der erste zu Hause vergessene Schlüssel weckt den Verdacht auf beginnende Demenz. Und wer sein Leben nicht meistert, wird auf psychische Krankheiten gemustert. Vermeintlich zu langes Trauern nach dem Tod eines geliebten Menschen schürt den Verdacht auf eine Depression.

Selbst kurz vor dem Tod ist man vor Überwachung nicht sicher. Wer sein Dahinsiechen am Lebensende verkürzen möchte und Nahrung verweigert, wird es schwer haben, dem wachsamen Auge der Pflegerinnen zu entkommen. Mit Checklisten wird der Ernährungszustand auch noch bei Bettlägerigen geprüft. Wer den Test nicht besteht, wird gefüttert und schließlich künstlich ernährt. Dazu wird eine Sonde durch die Bauchdecke in den Magen gelegt, oder Infusionen von Flüssigkeit werden unter die Bauchdecke oder das Bein geführt. Verfahren, die immer noch gang und gäbe sind in den Altenheimen.

Und auch die Zähne müssen regelmäßig zum TÜV. Selbst wenn es gar keine mehr gibt. Das richtige Passen der Zahnprothesen soll auch im Altenheim noch regelmäßig durch den Experten gecheckt werden.

Manche dieser medizinischen Maßnahmen helfen, vieles ist nutzlos, alle haben auch ein Risiko.

## WER SUCHT, DER FINDET

Jeder Mensch ist ein Unikum. Kein Organismus entspricht vollständig genormten Maßen. Da findet sich auf dem Röntgenbild eine überzählige Rippe oder zwei zusammengewachsene Wirbel. Der Augenarzt meint beim Blick hinter das Auge einen eher flach mündenden Sehnerv zu orten. Die Ultraschalluntersuchung des Bauches entdeckt eine Wölbung an der Niere, am Eierstock wird eine Zyste vermutet, oder bei der Blutuntersuchung geht der Cholesterinwert über die Grenze. All das und viel mehr kann passieren, wenn an gesunden und beschwerdefreien Menschen medizinische Untersuchungen erfolgen. Nur selten haben die Befunde jedoch Krankheitswert.

Aber all das und noch viel mehr kann auch gefunden werden, wenn der Arzt ganz gezielt bei kranken Menschen nach der Krankheitsursache sucht. Was sind dann harmlose Zufallsbefunde, was sind tatsächlich mögliche Ursachen der Beschwerden, was sollte ernst genommen werden?

Das typische Beispiel sind plötzlich auftretende Kreuzschmerzen. Der Schmerz kann heftig sein, sodass er uns für Tage außer Gefecht setzt. Und die Beschwerden können beunruhigen. Steckt nicht doch etwas Ernsthaftes dahinter? Also wird der Doktor konsultiert. Er soll die Ursache finden und dem Leiden ein Ende setzen. Die meisten Kreuzschmerzen sind jedoch harmlos, nach einigen Wochen ist der Spuk fast immer vorbei. Ein ausführliches Gespräch und eine körperliche Untersuchung genügen. Aber wenn der Patient zu lange nervt, verliert der Doktor die Nerven. «Also gut, dann schauen wir mal», heißt es dann. Der Arzt schickt den Patienten zum Röntgen. Es wird ein Bild von der Wirbelsäule angefertigt. Früher war es das Röntgenbild, heute ist es oft ein aufwendiges CT, die Computertomographie, oder das noch teurere MRT, die sogenannte Magnetresonanztomographie.

Nur selten ist das Bild eine Hilfe. Allzu oft gibt es da gar nichts zu sehen, oder noch schlechter, es gibt etwas zu sehen, was mit den Beschwerden aber nichts zu tun hat. Selbst bei jungen Erwachsenen, die noch nie Rückenschmerzen hatten, können Veränderungen an der Wirbelsäule geortet werden. Sogar kleine Bandscheibenvorfälle lassen sich manchmal finden, ohne dass diese Beschwerden verursachen. Andererseits können heftige Rückenschmerzen quälen, obwohl die Wirbelsäule auf dem Bild völlig unbeschadet erscheint. Wie soll nun der Arzt den Befund an der Wirbelsäule den Schmerzen des Patienten zuordnen können? Die Auffälligkeit an der Wirbelsäule kann Ursache der Schmerzen sein, aber auch nicht. Die Wirbelsäule besteht eben nicht nur aus knöchernen Wirbelkörpern und Bandscheiben, sondern aus Sehnen, Gelenkkapseln und Nerven. All das kann schmerzen. Sehen lässt sich das nicht. Das Bild der Wirbelsäule ist meist nur bei außergewöhnlichen Befunden hilfreich, wenn es um die Ursachenforschung für den Schmerz geht.

Vor diesem Dilemma stehen auch Ärzte, wenn sie bei Vorsorgeuntersuchungen Auffälligkeiten finden. Welche Bedeutung haben diese Befunde? Wie lässt sich unterscheiden, was wirklich Krankheitsursache ist und was einfach nur harmloser Zufallsbefund? Was sollte ernst genommen und was am besten gar nicht weiter beachtet werden? Fast immer alarmieren solche Zufallsentdeckungen. Die Betroffenen werden selten das Gefühl los, dass etwas nicht stimmt in ihrem Körper. Daher ist es niemals harmlos, medizinische Untersuchungen an gesunden Menschen ohne Grund durchzuführen.

Diese Unsicherheiten durch zweifelhafte Befunde sind mit unserer modernen Medizin noch größer geworden. Die technischen Geräte sind zunehmend raffinierter. Es wird immer einfacher, in den Körper zu schauen. Immer mehr ist in den Organen zu beobachten. Je detailgenauer die Bilder unseres Innenlebens werden, umso schwieriger wird es aber auch, die Besonderheiten, die sich plötzlich darstellen, zu deuten.

Zufallsbefunde stellen noch andere Herausforderungen an die Ärzte. Selbst wenn eine Diagnose durch das Röntgenbild oder einen anderen Test wahrscheinlicher geworden ist, bleibt die Frage: «Hilft der Befund bei der Auswahl der Behandlung?» Steht eine wirksame Therapie überhaupt zur Verfügung? Wenn ja, gibt es mehrere, unter denen gewählt werden kann? Oder wäre es ohnehin ratsam, vorerst abzuwarten? Für den alltäglichen akuten Kreuzschmerz hilft ein Bild der Wirbelsäule jedenfalls nicht weiter. Die Behandlung würde sich nicht ändern.

Jede medizinische Vorsorge muss auf den Prüfstand, bevor sie an großen Bevölkerungsgruppen angewendet werden soll. Der Nutzen muss nachweislich überwiegen. Dazu braucht es fast immer aussagekräftige experimentelle Untersuchungen, sogenannte randomisierte kontrollierte Studien. Warum das so wichtig ist, wird auf den nächsten Seiten illustriert.

Zudem ist es sinnvoll, vor Teilnahme an einer Vorsorgeuntersuchung mit dem Arzt zu klären, welche Folgen ein Verdachtsbefund hätte. Würde das Untersuchungsergebnis die Behandlung ändern? Wenn nein, dann wäre die Untersuchung nutzlos und sollte besser gar nicht durchgeführt werden.

# FRÜHER IST NICHT IMMER BESSER

Krebsfrüherkennung soll den vorzeitigen Tod durch eine bestimmte Krebserkrankung verhindern. Das ist auch möglich, für einzelne Krebsarten, mit einzelnen Testverfahren und für einzelne Menschen. Aber für sehr viel weniger als weithin angenommen. Sehr viel mehr Menschen erleiden Schaden durch diese medizinische Vorsorge. Für die Mehrheit ist Früherkennung kein Gewinn. Und jene, die meinen, dass die Diagnose eines frühen Krebses ihnen das Leben gerettet hat, sind womöglich unnötigerweise auf Krebs behandelt worden. Sie wissen es nur nicht.

Selbst viele Ärzte gehen davon aus, dass jeder früh entdeckte Krebs ein Glücksfall ist, auch wenn die Betroffenen gar keine Beschwerden oder Anzeichen für einen Krebs haben. Aber nur wenn ein früh entdeckter und früh behandelter Krebs das Leben merklich verlängern würde, ohne dass die Therapien zur unerträglichen Last und Qual werden, wäre vielleicht von Glück zu sprechen.

Früherkennung ist nicht zwangsläufig von Nutzen. Ein wesentlicher Grund ist die Unterschiedlichkeit der Tumore, selbst innerhalb einer Krebsart. Wenn beispielsweise ein Prostatakrebs oder ein Brustkrebs diagnostiziert wird, haben die Tumore sehr unterschiedliche Eigenschaften. Manche sind sehr bösartig, andere hingegen scheinen eher harmlos zu sein. Die bösartigen lassen sich meist nicht ausreichend früh entdecken, die vergleichsweise gutartigen wachsen hingegen oft über Jahre nur wenig oder gar nicht. Mit Früherkennungsuntersuchungen werden daher eher die gutartigen Krebsformen erkannt. Somit bleibt vorerst unsicher, ob die frühe Erkennung und Behandlung wirklich das Leben verlängern kann.

Die folgende Graphik illustriert den Fall eines Tumors, bei dem der betroffene Patient bzw. die Patientin tatsächlich von einer frühen Diagnose und frühen Behandlung profitieren kann. Es ist das Beispiel, das wir im Kopf haben, wenn wir denken, dass früher immer besser ist.

### Wenn früher besser ist

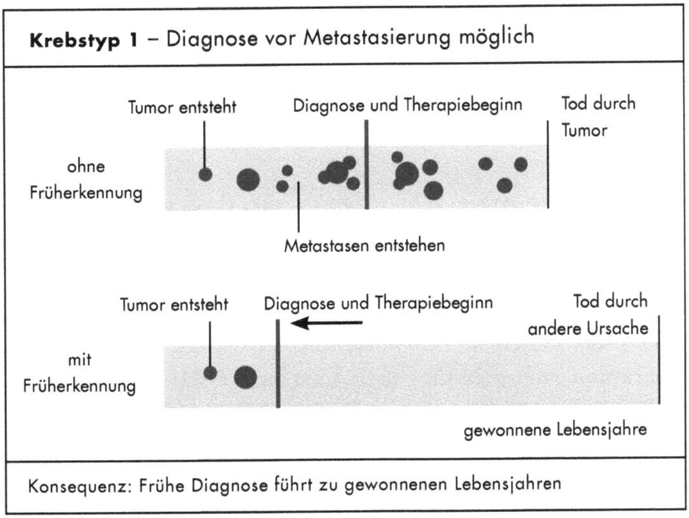


**Abb.: Heilungschancen durch Früherkennung, Krebstyp 1**

Bei dieser Tumorart ist eine frühe Diagnose möglich. Ohne Screeninguntersuchung hätte der Tumor irgendwann zu Lebzeiten Metastasen gebildet, also Tochtergeschwüre. Letztlich würde das zum Tod durch diese Krebserkrankung führen, es sei denn der betroffene Patient oder die Patientin stirbt zuvor an einer anderen Ursache. Durch die Früherkennung kann früher behandelt werden. Voraussetzung für den Erfolg ist jedoch, dass eine wirksame Therapie auch zur Verfügung steht. Sofern der Patient oder die Patientin die Behandlung übersteht, ist der vorzeitige Tod durch diesen Krebs abgewendet. Es gibt tatsächliche eine Verlängerung des Lebens. Die Krebserkrankung ist geheilt.

## Manche Tumore metastasieren zu früh

Die folgende Graphik zeigt ein Beispiel für einen besonders aggressiven Tumor.

**Krebstyp 2** – Manche Tumore metastasieren zu früh

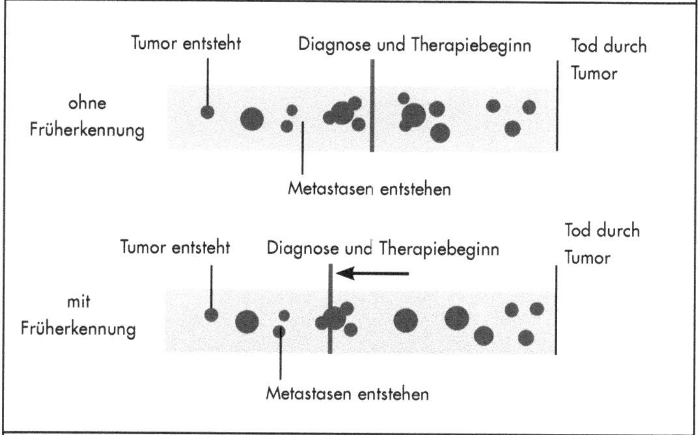


Konsequenz: Vorverlegung der Diagnose, Verlängerung des Leidens, keine Verlängerung des Lebens

**Abb.: Heilungschancen durch Früherkennung, Krebstyp 2**

In diesem Beispiel hat der Krebs schon bei der Diagnose im Screening Metastasen gesetzt. Das Leben wird nur scheinbar verlängert. Durch die frühere Behandlung kann der Tod nicht verzögert werden. Lediglich die Lebensspanne mit Krebstherapie wird verlängert.

### Manche Tumore metastasieren nie

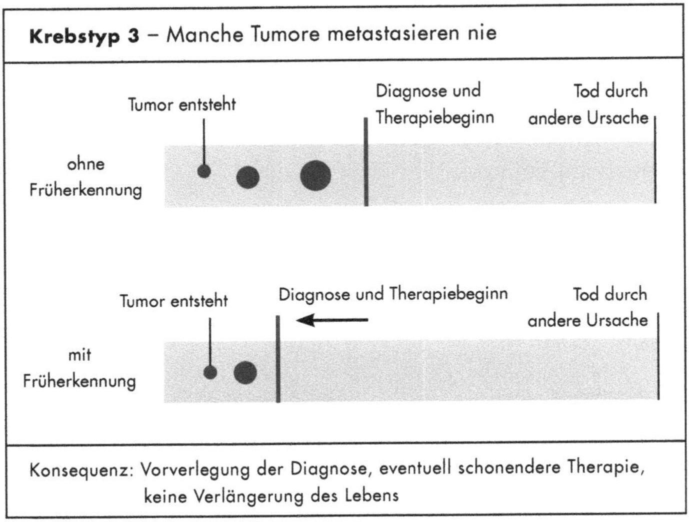


**Abb.: Heilungschancen durch Früherkennung, Krebstyp 3**

In diesem Beispiel wird durch die Früherkennungsuntersuchung ein Krebs gefunden. Es wird eine Behandlung eingeleitet. Der Krebs hätte sich jedoch nur langsam entwickelt und hätte zeitlebens nicht metastasiert. Er hätte ebenso gut auch noch später behandelt werden können, wenn er sich bemerkbar gemacht hätte, z.B. als Knoten in der Brust. Das Leben kann durch die frühere Behandlung nicht verlängert werden. Eventuell ist die Behandlung schonender, weil der Tumor noch kleiner ist. Es entsteht der Eindruck, die frühe Diagnose hätte das Leben verlängert. Das ist jedoch ein Trugschluss.

## Manche Tumore würden nie auffallen

Es gibt Tumore, die sollten besser nie gefunden werden. Sie machen zeitlebens keine Beschwerden.

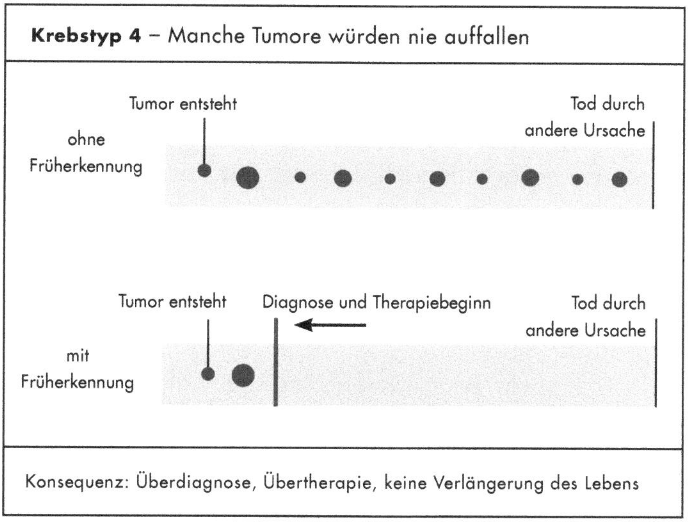


**Abb.: Heilungschancen durch Früherkennung, Krebstyp 4**

In diesem Fall wird ein Tumor gefunden, der sich nicht bemerkbar gemacht hätte. Er wird unnötig behandelt, und diese Menschen werden zu Krebspatienten, obwohl sie an diesem Krebs ohne Früherkennungsuntersuchung nie erkrankt wären.

Wie lässt sich nun feststellen, ob man zu den Glücklichen gehört, bei denen durch die frühe Diagnose und eine wirksame frühe Behandlung tatsächlich ein vorzeitiger Tod durch diesen Krebs verhindert werden konnte? Oder ob man zu der

Gruppe von Getesteten gehört, die eine Überdiagnose erhalten haben?

Im Einzelfall lässt sich das nicht klären. Auch wenn der Tumor noch begrenzt ist und lediglich die umliegenden Lymphknoten befallen sind, kann für die betroffene Person nicht beurteilt werden, ob eine frühere Diagnose das Leben verlängern kann.

Aus diesem Grund können sogenannte Beobachtungsstudien keine verlässlichen Aussagen darüber geben, ob Früherkennung mehr nützt als schadet oder ob eine frühere Behandlung von Vorteil ist. Auch die Auswertung von Patientenakten oder der Krebsregister kann diese Fragen nicht beantworten. Dennoch werden Beobachtungsstudien oft als Belege für den Nutzen von Vorsorge oder Früherkennung vorgebracht. Sie taugen jedoch nicht als Beweismittel.

Dazu braucht es sogenannte aussagekräftige randomisierte kontrollierte Studien. Es sind experimentelle Untersuchungen. Die Studienteilnehmer werden dabei nach Zufall entweder der Gruppe mit Screening oder ohne Screening zugeordnet. Die Studien laufen über Jahre, um die Auswirkungen der Reihenuntersuchungen auf die Todesursachen verlässlich beurteilen zu können. Für verschiedene Krebsfrüherkennungsmaßnahmen liegen solche Untersuchungen vor. Zum Beispiel für die Früherkennung von Brustkrebs mit der Mammographie, den PSA-Test zur Früherkennung von Prostatakrebs oder für die kleine Darmspiegelung zur Früherkennung von Darmkrebs. Hunderttausende von Personen sind in solchen Studien untersucht worden.

(Abbildungen S. 34–37 nach: Klaus Koch: Untersuchungen zur Früherkennung, Krebs – Nutzen und Risiken. Stiftung Warentest 2005)

## ÜBERDIAGNOSEN UND ÜBERTHERAPIEN

Selbst viele Ärzte verstehen nicht, was eine Überdiagnose oder Übertherapie ist. Sie können sich nicht vorstellen, dass sie Krankheiten diagnostizieren, die es gar nicht gibt. Und sie merken nicht, dass sie auch Krebs diagnostizieren, der sich bei manchen Menschen niemals bemerkbar gemacht hätte. Sie denken, alles was wie Krebs aussieht, ist auch Krebs. Das stimmt so aber nicht. Das Problem stellt sich vor allem bei den frühen Krebsstadien. Die Gewebeproben sind hier nicht immer eindeutig. Die Grenzen zwischen gutartig und bösartig sind fließend. Die Pathologen, die Spezialisten für die Befundung der Gewebeproben, sind sich nicht immer einig. Und auch wenn sie übereinstimmen, können sie falschliegen. Und das liegt nicht daran, dass sie nicht gut genug arbeiten. Es ist einfach nicht immer möglich, aus dem, was man im Mikroskop sieht, vorherzusagen, ob die Zellen sich im lebenden Körper des Patienten tatsächlich bösartig verhalten würden. Und diese Unsicherheit lässt sich auch nicht völlig ausräumen. Wenn der Patient nämlich überlebt, weiß man nicht, ob er durch die frühe Diagnose und Behandlung geheilt wurde oder ob er an diesem Krebs gar nie erkrankt wäre. Dann wäre er unnötig behandelt worden. In einem solchen Fall spricht man von einer Überdiagnose und Übertherapie. Natürlich kann die Diagnose auch einfach falsch sein, wenn der Pathologe nicht gut ausgebildet wäre oder, im sehr seltenen Fall, ein Präparat vertauscht wurde.

Es gibt noch einen weiteren Grund, warum es zu Überdiagnosen und Übertherapien kommen kann. Das ist der Fall, wenn die betroffenen Menschen zwar den Krebs schon in sich tragen, aber den Ausbruch der Krebserkrankung nicht erleben, weil sie eher an einer anderen Erkrankung sterben. Diese Situation ist häufig, wenn bei alten Menschen oder solchen mit schweren anderen Erkrankungen weiterhin Vorsorge- und Krebsfrüherkennungsuntersuchungen durchgeführt werden. Viele Krebserkrankungen entwickeln sich langsam und über viele Jahre. Alte und kranke Menschen sterben dann eher an ihrem Alter und anderen Leiden, als dass sie noch den Krebs erleben würden. Aus diesen Gründen gibt es durch Screening von gesunden beschwerdefreien Menschen immer auch Überdiagnosen und, weil dann so gut wie immer auch behandelt wird, meist unnötige Behandlungen, sogenannte Übertherapien.

Die Frage ist, wie häufig kommen Überdiagnosen und Übertherapien vor? Und wie kann man das erforschen? Im Einzelfall lässt sich das jedenfalls nicht feststellen. Es ist möglich, dass man der eine von 1000 Getesteten ist, der durch die Früherkennung vor einem vorzeitigen Tod durch Prostatakrebs gerettet wurde. Es könnte aber auch sein, dass man zu denen gehört, die durch das Screening eine Krebsdiagnose und Behandlung erhalten haben, die man ohne das Testen niemals bekommen hätte. Man würde als geheilt gelten, zu Unrecht. Ironischerweise erscheinen die Übertherapien als die größten Therapieerfolge. Sofern die Behandlung selbst nicht größeren Schaden anrichtet oder gar das Leben verkürzt, erscheinen diese Krebserkrankungen ja immer als geheilt. Tatsächlich wurde aber eine Krankheit behandelt, die es gar nicht gegeben hat.

Die Aussage «Gut, dass der Hautkrebs so früh erkannt wurde, jetzt bin ich geheilt» könnte schlichtweg ein Trugschluss sein.

# VOM FALSCHEN VERDACHT – WENN ÄRZTE NICHT VERSTEHEN

Gerd Gigerenzer, Direktor des Max-Planck-Instituts für Bildungsforschung in Berlin, hat 160 Gynäkologen und Gynäkologinnen befragt. Er wollte wissen, ob die Ärzte verstehen, was ein positives Testergebnis bei einem Mammographie-Screening bedeutet.

Die Frage war, wie wahrscheinlich es ist, dass bei einem positiven Befund tatsächlich Brustkrebs vorliegt. Die Frage ist relevant. Man stelle sich eine Frau vor, die mit ihrem Mammographiebefund ihrem Frauenarzt gegenübersitzt. Sie erwartet nun von ihm, dass er ihr aufgrund des Befundes ihre persönliche Prognose erläutert.

Die Gynäkologen lagen mit ihren Schätzungen erheblich daneben. Etwa zwei Drittel der Ärzte meinten, dass bei einem positiven Befund bei 80 bis 90 Prozent Brustkrebs vorliegt. Tatsächlich sind es aber nur etwa 10 Prozent. Das heißt, dass Frauen in hohem Maße unnötig in Angst und Schrecken versetzt würden. Ein positiver Screeningtest bedeutet nämlich nicht zwangsläufig, dass die Erkrankung auch vorhanden ist. Ein Röntgenbild, wie es die Mammographie ist, kann keine Diagnose liefern. Dazu müssen weitere Untersuchungen durchgeführt werden. Zur Sicherung der Diagnose muss Gewebe aus der Brust entnommen werden. Das Gewebe wird dann von spezialisierten Ärzten, den Pathologen, untersucht. Sie stellen die Diagnose. Aber selbst die Beurteilung der Pathologen lässt keine absolute Aussage zu. Gerade bei grenzwertigen Befunden von frühen Krebsformen können Diagnosen unsicher sein. Auch ob sich der Krebs wirklich als bösartig erweisen würde, lässt sich aus der Gewebeprobe nicht mit Sicherheit vorhersagen. Das könnte man nur rückblickend feststellen, wenn keine Behandlung erfolgen würde.

Solche Unsicherheiten bei der Diagnose gibt es nicht nur bei der Mammographie und Brustkrebs, sondern auch bei anderen Screeninguntersuchungen. Dazu zählen der PAP-Test zur Früherkennung von Gebärmutterhalskrebs, die Suche nach dem schwarzen Hautkrebs oder der PSA-Test zur Früherkennung von Prostatakrebs.

Gerd Gigerenzer hat übrigens den Frauenärzten und Frauenärztinnen gezeigt, wie sie Testergebnisse richtig beurteilen können. Da viele Ärzte aber auch weiterhin Schwierigkeiten haben, Untersuchungsergebnisse korrekt einzuordnen, können Sie im Folgenden selbst die Grundlagen für die Beurteilung von medizinischen Tests verstehen lernen.

Im Folgenden soll ein Beispiel deutlich machen, was ein positives oder negatives Testergebnis aussagen bzw. nicht aussagen kann.

## WIE GUT IST EIN TEST?

Am Beispiel Früherkennung von Brustkrebs mit der Mammographie soll erläutert werden, wie ein Testergebnis bewertet werden kann. Dazu nutzen wir die Ergebnisse einer großen Studie aus den USA. In dieser Untersuchung wurden etwa 26 000 Frauen erstmals mit einer Mammographie auf Brustkrebs untersucht. Die Studie wurde in Kalifornien durchgeführt. Weil die Frauen über das Land verstreut leben, ist ein Untersuchungsbus durch die Regionen gefahren. Die Frauen wurden dann an ihrem Wohnort in diesem Bus untersucht. Ähnliche Untersuchungsbusse gibt es auch in Deutschland, hier heißen sie Mammobile. Auf diese Weise soll auch Frauen auf dem Land erleichtert werden, am Screening teilzunehmen.

Die Frauen in der amerikanischen Studie waren 30 bis über 70 Jahre alt. Sie hatten bis zum Zeitpunkt der Untersuchung keine Diagnose Brustkrebs erhalten. Für diese Frauen war das die erste Screening-Mammographie.

Über den Zeitraum der folgenden 13 Monate wurde dokumentiert, bei welchen Frauen ein Brustkrebs diagnostiziert worden war. Nach 13 Monaten wurde sozusagen abgerechnet. Es wurde Bilanz gezogen: Bei wie vielen Frauen war der Mammographie-Befund positiv, bei wie vielen war er negativ, bei wie vielen wurde ein Brustkrebs diagnostiziert, durch die Untersuchung oder im Jahr nach der Untersuchung? So kann festgestellt werden, ob die Mammographie Brustkrebs korrekt angezeigt hatte. Wenn Brustkrebs vorhanden war, sollte die Mammographie positiv ausfallen, wenn kein Brustkrebs vorlag, sollte der Befund negativ, also normal sein. Die Untersuchung der Gewebeprobe gab schließlich den Ausschlag für die Diagnose.

Ein perfekter Test würde bei Vorliegen von Brustkrebs in 100 Prozent positiv und bei gesunden Frauen in 100 Prozent negativ ausfallen.

Die Ergebnisse der Studie sind in einer sogenannten 4-Felder-Tafel zusammengestellt. Die Zahlen geben die Anzahl der Frauen zu den jeweiligen Ergebnissen:

| | Brustkrebs liegt vor | | |
|---|---|---|---|
| | JA | NEIN | GESAMT |
| Mammographie-Befund ist **positiv** | 179 | 1671 | 1850 |
| Mammographie-Befund ist **negativ** | 20 | 24 187 | 24 207 |
| Gesamt | 199 | 25 858 | 26 057 |

**Erklärungen zu dieser 4-Felder-Tafel:**

Insgesamt wurden 26 057 Frauen untersucht. Von diesen hatten 199 Brustkrebs. Bei 179 hatte die Mammographie korrekt einen Verdacht angezeigt, der Befund war positiv. Bei 20 Frauen war die Mammographie jedoch negativ. Bei diesen 20 Frauen wurde dennoch in den darauffolgenden 13 Monaten Brustkrebs diagnostiziert. Die Mammographie war also falsch negativ. Insgesamt hatten 1850 Frauen, das sind etwa 7 Prozent aller untersuchter Frauen, einen positiven Befund. Bei diesen Frauen wurde ein Verdacht auf Brustkrebs ausgesprochen. Es mussten weitere Untersuchungen durchgeführt werden. Letztlich hatten aber nur 179 der 1850 Frauen wirklich Brustkrebs, das sind etwa 10 Prozent. Die übrigen 1671 Frauen hatten falsch positive Mammographie-Befunde. Sie wurden unnötig beunruhigt.

Wie gut ist also nun das Testverfahren Mammographie als Screening-Untersuchung? Was kann die Mammographie letztlich leisten?

Bei 179 der 199 Frauen war der Befund korrekt positiv.

Die Mammographie hat den Krebs richtig erkannt. Der Fachausdruck heißt Sensitivität, in diesem Fall ist sie 90 Prozent.

Bei 24 187 von 25 858 Frauen, das sind etwa 94 Prozent der Frauen, die keinen Brustkrebs haben, war die Mammographie richtig negativ. Der Fachausdruck heißt Spezifität, in diesem Fall beträgt sie 94 Prozent.

Insgesamt ist der Test recht zuverlässig. Er hat eine hohe Sensitivität und eine hohe Spezifität. Nur wenige Tests in der Medizin sind so gut. Trotzdem kann die Mammographie als Screeningtest nicht allzu viel erreichen. Warum?

Eigentlich möchte man ja genau jene Frauen finden, die einen Brustkrebs haben. Das kann die Mammographie aber nicht leisten. Vor dem Screening wissen wir nicht, welche von den Frauen Brustkrebs hat und welche nicht. Letztlich wird sich erst in der Bilanz zeigen, dass es 199 der 26 057 Frauen sind, also 0,8 Prozent oder 8 von 1000 Frauen. 26 059 gehen in das Mammobil, den Untersuchungsbus. Wenn sie den Bus verlassen, haben 1850 dieser Frauen einen positiven Befund, aber nur 199 dieser 1850 werden schließlich wirklich eine Brustkrebsdiagnose erhalten, das sind etwa 10 Prozent. Der Fachausdruck heißt positiv prädiktiver Wert, also der positive Vorhersagewert. Nur etwa 10 Prozent der positiv getesteten Frauen haben wirklich Brustkrebs.

Im Fazit bedeutet das: Die Mammographie Screening-Untersuchung kann die Wahrscheinlichkeit für das Vorliegen von Brustkrebs von 0,8 Prozent vor der Untersuchung auf 10 Prozent nach der Untersuchung erhöhen.

Das Hauptproblem beim Screening von gesunden beschwerdefreien Menschen ist, dass viele Personen falsche Verdachtsbefunde erhalten. Sie werden beunruhigt, und es müssen weitere medizinische Untersuchungen gemacht werden, bis Entwarnung gegeben werden kann. Schließlich ist dann immer noch nicht geklärt, ob die frühere Diagnose tatsächlich von Nutzen ist. Dazu muss gezeigt werden, dass die frühere Behandlung die Sterblichkeit an Krebs vermindern kann.

Je seltener die Erkrankung ist, umso weniger nützt das Testen, selbst wenn es sich um einen sehr guten Test handelt. Das soll in der folgenden Tabelle veranschaulicht werden.

## Was sagt ein positives Testergebnis?

Die folgende Tabelle zeigt, wie wahrscheinlich es ist, dass die Erkrankung bei einem positiven Testergebnis tatsächlich vorliegt. Das hängt von 2 Faktoren ab: Einerseits davon, wie gut der Test ist, der angewendet wird, und andererseits von der Häufigkeit der Erkrankung in der Gruppe der Personen, die untersucht werden soll.

**Tabelle: Beispiel für einen sehr guten Test, die Sensitivität und die Spezifität sind 95 Prozent.**

| Häufigkeit der Erkrankung | Wahrscheinlichkeit, dass die Erkrankung bei einem positiven Testergebnis tatsächlich vorliegt |
|---|---|
| 90 Prozent | 99 Prozent |
| 50 Prozent | 95 Prozent |
| 10 Prozent | 67 Prozent |
| 1 Prozent | 16 Prozent |
| 0,1 Prozent | 2 Prozent |

**Erklärung:**

Wird mit diesem sehr guten Test in einer Gruppe von Personen nach einer Krankheit gesucht, die eher selten ist, also mit einer Häufigkeit von 0,1 Prozent vorliegt (bei einer von 1000 Personen), dann ist die Nachtestwahrscheinlichkeit 2 Prozent. Das heißt, nur bei 2 Prozent der positiv getesteten Personen liegt die Krankheit, die gesucht wird, tatsächlich vor. Beispiele dafür wären Brustkrebs bei jungen Frauen oder schwarzer Hautkrebs. Sie sind selten. Selbst mit einem sehr guten Test kann man dann nicht viel erreichen.

Wenn hingegen die Vortest-Wahrscheinlichkeit schon sehr hoch ist, führt der Test auch nicht weiter, weil die Diagnose ohnehin schon klar ist. Ein Beispiel hierfür wäre ein offener Knochenbruch nach einem Skiunfall. Wenn der Knochen schon durch die Haut sticht, ist die Diagnose klar, ein Röntgenbild kann dann nicht mehr viel zur Diagnosesicherung beitragen. Das Bild hilft hier lediglich dem Chirurgen, um die beste Reparaturmethode anzuwenden.

Am meisten hilft ein guter Test, wenn es etwa 50 zu 50 steht. Wenn beispielsweise ein 60-jähriger Mann, der seit seiner Jugend ein Raucher ist, mit starken Brustschmerzen in die Notaufnahme kommt, dann spricht einiges dafür, dass er einen akuten Herzinfarkt hat. Ein EKG, das die Herzströme aufzeichnet, oder ein Bluttest können hier weiterhelfen. Ist der Test positiv, erhöht sich die Wahrscheinlichkeit deutlich, dass ein Herzinfarkt vorliegt.

Die nächste Tabelle zeigt der Vollständigkeit halber auch noch die Ergebnisse für einen Test, der zwar noch gut, aber nicht sehr gut ist.

Tabelle: Beispiel für einen Test mit einer Sensitivität und Spezifität von 70 Prozent.

| Häufigkeit der Erkrankung | Wahrscheinlichkeit, dass die Erkrankung bei einem positiven Testergebnis tatsächlich vorliegt |
|---|---|
| 90 Prozent | 96 Prozent |
| 50 Prozent | 70 Prozent |
| 10 Prozent | 21 Prozent |
| 1 Prozent | 2 Prozent |
| 0,1 Prozent | 0,2 Prozent |

Die meisten Tests zur Krebsfrüherkennung liegen bestenfalls in diesem Bereich oder sind noch schlechter. Viele Krebsarten, nach denen beim Screening gesucht wird, sind selten, mit Häufigkeiten zwischen 0,1 und 1 Prozent. Die meisten Personen, die einen Verdachtsbefund erhalten, haben daher keine Krebserkrankung.

## DER SINN MEDIZINISCHER VORSORGE

Medizinische Vorsorge wird an gesunden und beschwerdefreien Menschen durchgeführt. Gesucht werden frühe Krankheitsstadien oder sogenannte Risikofaktoren, wie hoher Blutdruck. Mit Impfungen oder Sport- und Ernährungsprogrammen sollen Krankheiten verhindert werden.

«Alle Reihenuntersuchungen schaden, manche können auch nutzen. Der Schaden tritt sofort auf, für einen Nutzen braucht es länger, bis er sichtbar wird.» Diese Einschätzung stammt von einem renommierten britischen Wissenschaftler,

Sir Muir-Gray. Er war in Großbritannien über viele Jahre für die Screening-Programme verantwortlich.

Weil medizinische Vorsorge immer auch schadet, gelten für Eingriffe in das Leben gesunder Menschen besonders strenge Regeln. Kriterien zur Beurteilung von Nutzen und Schaden von Screening-Maßnahmen wurden bereits 1968 von der Weltgesundheitsorganisation WHO definiert. Die Kriterien wurden über die Jahre aktualisiert. Sie haben weltweit Gültigkeit. Sie müssten erfüllt sein, bevor ein Vorsorge-Programm in ein Gesundheitssystem eingeführt wird. Wichtigste Voraussetzung ist, dass der Nutzen der Maßnahme in aussagekräftigen wissenschaftlichen Studien nachgewiesen wurde. Üblicherweise sind hierfür randomisierte kontrollierte Studien notwendig. Zudem müssen die Menschen, die an den Untersuchungen teilnehmen sollen, sogenannte informierte Entscheidungen treffen können. Die Teilnahme an der Untersuchung muss freiwillig sein.

Die Beurteilung der Sinnhaftigkeit von Reihenuntersuchungen bezieht sich auf die Krankheit, um die es geht, die Tests, die eingesetzt werden, die verfügbaren Möglichkeiten der Behandlung, sowie die Bewertung des gesamten Programms.

## Die Erkrankung

Die Erkrankung, die früher erkannt oder verhindert werden soll, muss ein bedeutendes Gesundheitsproblem darstellen. Wenn eine Krankheit nur sehr selten ist, haben Reihenuntersuchungen mehr Schaden als Nutzen für die Bevölkerung. Zudem muss es ein Vor- oder Frühstadium der Erkrankung geben oder einen messbaren Risikofaktor. Eine akute Leukämie ist beispielsweise nicht früh erkennbar. Die Erkrankung tritt plötzlich auf. Hingegen entwickelt sich Darmkrebs meist aus Polypen über viele Jahre. Eine Früherkennung ist daher möglich.

Alle kostenwirksamen Maßnahmen der Vorbeugung sollten zuvor, soweit praktikabel, umgesetzt sein. Beispielsweise ist es sinnvoller, das Rauchen zu reduzieren, als durch ein aufwendiges Screening Lungenkrebs frühzeitig diagnostizieren zu wollen.

### Der Test

Der Screening-Test muss einfach, sicher und aussagekräftig sein. Zum Beispiel, ist die Messung des Blutdrucks einfach und sicher. Aussagekräftig ist sie allerdings nur, wenn die Messungen korrekt und mehrfach zu verschiedenen Zeitpunkten durchgeführt werden. Hingegen ist eine große Darmspiegelung zwar sehr aussagekräftig, aber aufwendig und eingreifend. Sie ist zudem nicht ohne Risiken. Die Akzeptanz ist daher schlecht.

### Die Therapie

Für Personen, die durch den Früherkennungstest identifiziert werden, muss es eine wirksame Behandlung geben. Für die Alzheimer-Erkrankung gibt es bisher keine Behandlung. Daher ist es sinnlos zu versuchen, die Krankheit reihenweise früher zu diagnostizieren. Es muss wissenschaftlich nachgewiesen sein, dass die frühe Therapie zu einem besseren Ergebnis führt als eine spätere Behandlung. Es muss klar sein, welcher Patient wie behandelt werden soll. Für zahlreiche Screening-Maßnahmen trifft das nicht zu.

Das gesamte Programm, bestehend aus dem Screening-Test, den zusätzlichen Untersuchungen bis zur Diagnose sowie der Behandlung und der Nachsorge, muss wissenschaftlich geprüft sein. Es muss der Beweis vorliegen, dass das Screening mehr nutzt als schadet. Dazu sind üblicherweise hochwertige randomisierte kontrollierte Studien notwendig. Sie müssen belegen, dass das Programm die Sterblichkeit und die Krankheitslast vermindern kann, ohne die Bevölkerung unakzeptablen Risiken auszusetzen. Für viele medizinische Vorsorgemaßnahmen trifft das nicht zu. Es fehlen die wissenschaftlichen Belege. Oder noch schlimmer. Es gibt die Studien. Diese konnten aber einen Nutzen nicht nachweisen. Trotzdem werden die Maßnahmen weiterhin durchgeführt. Beispielsweise gibt es für die Früherkennung von Eierstockkrebs mit dem vaginalen Ultraschall inzwischen mehrere aussagekräftige randomisierte kontrollierte Studien. Sie haben übereinstimmend gezeigt, dass die frühere Diagnose die Sterblichkeit nicht vermindern kann. Trotzdem wird das Screening von Frauenärzten weiterhin durchgeführt. Es ist eine der häufigsten sogenannten individuellen Gesundheitsleistungen, abgekürzt IGEL. Die Frauen müssen für diesen nutzlosen Test auch noch selbst bezahlen. Für das Screening auf Hautkrebs fehlen aussagekräftige Untersuchungen. Ein Nutzen ist unwahrscheinlich. Trotzdem wird das Hautkrebsscreening sogar von den Krankenkassen bezahlt.

Ein weiteres Kriterium für die Bewertung von Vorsorgemaßnahmen sind die Kosten. Das Programm muss ökonomisch vertretbar sein. Das heißt, die Kosten müssen ausgewogen sein im Verhältnis zu den Gesamtausgaben im Gesundheitswesen, im Sinne von «*value for money*». Dazu zählen die Kosten für den Screening-Test, die weiteren Untersuchungen für die Sicherung der Diagnose, die Behandlung und Nachsorge, die Verwaltung, die Ausbildung des Gesundheitspersonals und für die Qualitätssicherung. Wenn durch die Untersuchung von gesunden Menschen zu wenig Personal und Geld für die Kranken übrig bleibt, dann ist das zum Schaden der Bevölkerung.

Schließlich muss es einen Plan und Qualitätskriterien zum Management und Monitoring des Screening-Programms geben. In der Industrie ist das gang und gäbe, ebenso in der Flugsicherung. Nicht so in der Vorsorgemedizin. Für die meisten Screening-Untersuchungen fehlen Konzepte und Strukturen zur Qualitätssicherung. Für die wenigsten Maßnahmen gibt es eine Evaluation, das heißt eine systematische Bilanzierung. Defizite in der Durchführung können nicht aufgespürt werden. Auf diese Weise bleibt unbekannt, welchen Nutzen und Schaden die meisten medizinischen Vorsorgemaßnahmen in Deutschland haben.

Schließlich müssen den Bürgern und Bürgerinnen Informationen zu den Screening-Maßnahmen zur Verfügung gestellt werden, die eine informierte Entscheidung erlauben. Unabhängige Beratung muss möglich sein. Immer noch werden die meisten Vorsorgeuntersuchungen durchgeführt, ohne dass die Patienten verstehen, welche Folgen diese medizinischen Eingriffe haben können.

# MIT ZAHLEN MANIPULIEREN – FRÜHERKENNUNG VON BRUSTKREBS

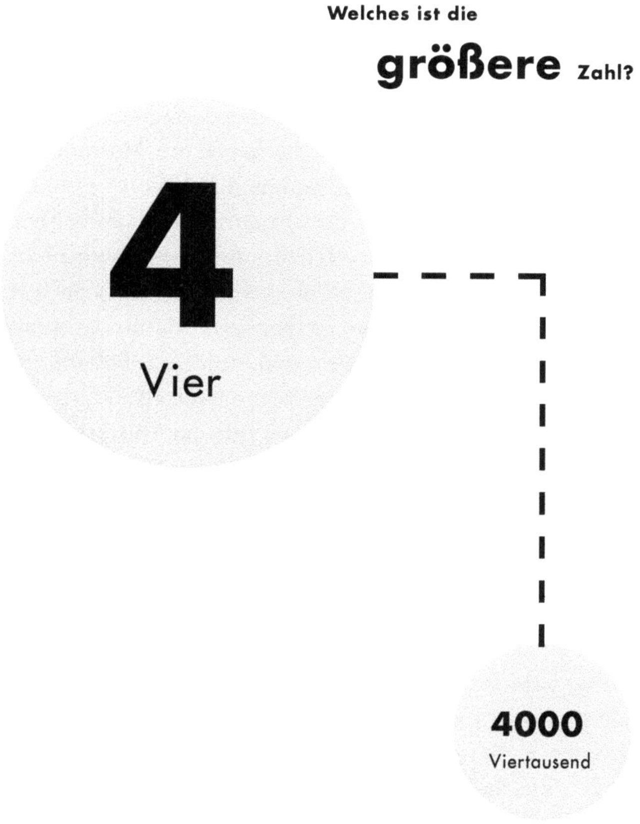


Graphik nach einem Original von Martin Siegmund, Sabine Fischer, Hamburg

## FRAUEN KÖNNEN NICHT VERSTEHEN, WAS SIE ENTSCHEIDEN

Etwa 70 Prozent der Frauen glauben irrtümlicherweise, dass Mammographie-Screening vor Brustkrebs schützt. Nur 10 Prozent meinen, dass es auch falsche Befunde gibt, und nur 25 Prozent, dass Brustkrebs bei der Untersuchung übersehen werden kann. Dabei handelt es sich nicht um Mädchen oder Seniorinnen, die das Screening nichts angeht. Nein, es sind die Frauen in Deutschland, die zuvor am Mammographie-Screening-Programm teilgenommen haben.

Die Frauen erkennen nicht, dass Brustkrebs nur früher entdeckt, aber nicht verhindert werden kann. Sie wissen nicht, dass die Mammographie, wie jeder andere medizinische Test, falsche Befunde liefert. Faktum ist hingegen: Mammographie-Screening führt zu Überdiagnosen und unnötigen Behandlungen, falsche Verdachtsbefunde müssen weiter abgeklärt werden, und nicht jeder Krebs lässt sich mit der Untersuchung aufspüren.

Frauen in Deutschland haben noch andere irrige Überzeugungen zum Mammographie-Screening. So wird der mögliche Nutzen des Screenings massiv überschätzt. Nur eine bis zwei von 1000 Frauen sterben weniger an Brustkrebs, wenn sie 10 Jahre am Screening teilnehmen. Die Mehrheit der Frauen ist jedoch davon überzeugt, dass es 10- bis 100-mal so viele sind oder gar noch mehr.

Wie kann es zu solchen Trugschlüssen kommen? Amerikanische Wissenschaftler und die Arbeitsgruppe von Gerd Gigerenzer aus dem Max-Planck-Institut für Bildungsforschung in Berlin haben versucht, diese Phänomene aufzuklären. Fehlendes Zahlen- und Risikoverständnis ist ein Grund, Gerd

Gigerenzer spricht von *«innumeracy»* und *«risk illiteracy»*. Sie sind weit verbreitet, nicht nur unter den nicht medizinisch gebildeten Bürgern, sondern auch unter Ärzten und Gesundheitspolitikern. Ein anderer Grund ist die irreführende und gesteuerte Kommunikation über die Medien.

## Angstmache mit großen Zahlen

Kampagnen mit emotionalen Botschaften schüren seit Jahren die Angst vor Brustkrebs. Rosarote Plakate in U-Bahn-Stationen und auf Marktplätzen appellieren an Frauen, sich um die Gesundheit ihrer Brüste zu sorgen. Der Teufel wird buchstäblich an die Wand gemalt. «Jede 10. Frau trifft es», heißt es, und: «Jedes Jahr erkranken 70 000 Frauen in Deutschland an Brustkrebs, 18 000 sterben daran.» Und als ob das nicht reichte, werden noch größere Zahlen für ganz Europa oder die Welt präsentiert. Die Vertrauenswürdigkeit solch globaler Daten scheint nicht hinterfragt zu werden, was verwundert, da wir doch selbst in Deutschland erst seit kurzem Krebsregister aufbauen, die erstmals eine bessere Abschätzung von Erkrankungs- und Sterberaten erlauben sollen.

Und fast drohend hört es sich an: «Das Risiko nimmt mit dem Alter zu.» Um die Frauen zur Teilnahme am Screening zu bewegen, wird der Nutzen der Mammographie gleich im Gewand der Täuschung mitgeliefert: «Vorsorge vermindert die Sterblichkeit um bis zu 40 Prozent.»

Ohne Angabe von Bezugsgrößen können diese Zahlen nicht eingeordnet und somit auch nicht verstanden werden. Einige Beispiele sollen das illustrieren.

«Jedes Jahr erkranken
10 Prozent aller Frauen
an Brustkrebs.»

Die Kampagnen haben zu grotesken Falschmeldungen geführt. So auf einer Schweizer Internetseite, die im Jahr 2005 mit prominenten Frauen für Brustkrebsvorsorge warb. Der einleitende Satz verkündete: «Jedes Jahr erkranken 10 Prozent aller Frauen an Brustkrebs.» Auf einem Titelblatt der Zeitschrift «Das Magazin für die Gesundheitswirtschaft» (08/05), waren 75 Frauen abgebildet – jeweils nur mit einem Foto ihrer Brüste – alte und junge, bei sieben Bildern gab es statt der Brüste jedoch ein schwarzes Kreuz. In unserem Kulturkreis ist das ein eindeutiges Zeichen für den Tod eines Menschen. Für die Gesundheitswirtschaft erkrankt demnach nicht nur jede 10. Frau an Brustkrebs, sondern etwa jede 10. verstirbt daran. Der Artikel dazu beklagt sich über die schleppende Akzeptanz des Mammographie-Screenings. Inzwischen ist es in ganz Deutschland etabliert. Obwohl nur etwa jede zweite Frau das Angebot in Anspruch nimmt, hat das Screening die Zahlen für Brustkrebserkrankungen hochgetrieben. Screening führt zu einer Zunahme an Brustkrebs. Überdiagnosen sind wesentlich dafür verantwortlich.

Jetzt heißt es schon, jede achte Frau trifft es. Der Unsinn der missverständlichen Faktenpräsentation hält sich unerschütterlich. In einer Sendung aus dem Sommer 2016 im Hamburg Journal des NDR-Fernsehens verkündet der Kommentator: «Jede achte Frau erkrankt im Jahr an Brustkrebs.» Der Beitrag scheint lanciert von einem Hamburger Brustkrebszentrum. Es gibt viel Rosarot in diesem Werbefilm. Die Alster, der wunderschöne See mitten in Hamburg, leuchtet pink. Pink angezogen ist ein Korso von Stand-up-Paddlern, die über das Wasser schippern. Selbst die Hunde tragen rosa Schleifen. Die Aktion soll die schwachen Teilnahmeraten an der Brustkrebsfrüherkennung verbessern.

## RISIKO VERSTÄNDLICH GEMACHT

Tatsächlich erkranken von je 100 Frauen im Alter von 50 Jahren in den nächsten 10 Jahren 2 bis 3 an Brustkrebs, das sind 2 bis 3 pro 1000 pro Jahr. Und das Risiko nimmt dann auch nicht mehr zu, es sei denn, man nimmt am Mammographie-Screening teil. Denn dann kommen die sogenannten Überdiagnosen hinzu, und das ist jede fünfte Diagnose.

**Tabelle: Wahrscheinlichkeit für eine Brustkrebsdiagnose in Deutschland für das Jahr 2004, vor Einführung der bevölkerungsweiten Reihenuntersuchungen mit Mammographie**

| Altersgruppe | Risiko für Brustkrebs in den nächsten 10 Jahren |
|---|---|
| 20–29 Jahre | 0,03 von 100 Frauen<br>(3 von 10 000) |
| 30–39 Jahre | 0,3 von 100 Frauen<br>(3 von 1000) |
| 40–49 Jahre | 0,5 von 100 Frauen<br>(5 von 1000) |
| 50–59 Jahre | 2–3 von 100 Frauen |
| 60–69 Jahre | 2–3 von 100 Frauen |
| 70–79 Jahre | 2–3 von 100 Frauen |

(**Zur Erläuterung ein Beispiel:** Frauen im Alter zwischen 50 und 59 Jahren, die bisher nicht an Brustkrebs erkrankt sind, haben ein Risiko von 2 bis 3 Prozent, in den nächsten 10 Jahren eine Diagnose Brustkrebs zu erhalten. Robert-Koch-Institut, Daten für 2004)

Auch 2004 wurden in Deutschland schon massenweise Mammographieuntersuchungen durchgeführt. Wie viele Brustkrebsfälle es ohne Screening gäbe ist nicht bekannt. Heute sind die Diagnoseraten durch die Verbreitung des Screenings noch höher als im Jahr 2004. Für die 60 bis 70 Jährigen liegt das Risiko nun bei 3 bis 4 Prozent für eine Brustkrebsdiagnose über die nächsten 10 Jahre. Die aktuellen Zahlen können über das Robert-Koch-Institut (www.rki.de) oder die Gesellschaft der epidemiologischen Krebsregister in Deutschland e.V. (GEKID) abgefragt werden (http://www.gekid.de/).

### Das Risiko nimmt mit dem Alter ab!

**Tabelle: Verständliche Darstellung der missverständlichen Aussage «Jede 10. trifft es.»**

| Aktuelles Alter | Risiko für Brustkrebs bis zum 80. Lebensjahr |
|---|---|
| 20 Jahre | 10 von 100 Frauen |
| 30 Jahre | 10 von 100 Frauen |
| 40 Jahre | 10 von 100 Frauen |
| 50 Jahre | 8 von 100 Frauen |
| 60 Jahre | 6 von 100 Frauen |
| 70 Jahre | 3 von 100 Frauen |

Die Tabelle zeigt das Risiko, über die Lebenszeit an Brustkrebs zu erkranken, unter der Annahme, dass das jeweilige Ausgangsalter auch erreicht wurde. Das Risiko für Brustkrebs nimmt hier mit zunehmendem Alter ab und nicht zu (Robert-Koch-Institut, Daten für 2004).

Wie kommt es dann zu der Behauptung «Jede 10. Frau trifft es.»? Wenn 100 Frauen im Alter von 20 Jahren über ihre gesamte Lebenszeit, also etwa bis zum 80. Lebensjahr, beobachtet würden, dann erkranken 10 an Brustkrebs (mit dem Mammographie-Screening sind es inzwischen fast 13 von 100 Frauen). Wenn sie allerdings schon 60 Jahre alt wären, dann sind es nur mehr 6 von 100, und im Alter von 70 nur mehr 3 von 100. Man darf also folgern, dass mit zunehmendem Alter das Risiko, an Brustkrebs zu erkranken, nicht wie immer behauptet wird zunimmt, sondern abnimmt. Man könnte den Frauen die Angst nehmen und verkünden, dass das Risiko mit zunehmendem Alter abnimmt. Diese Frohe Botschaft habe ich jedoch noch nie gehört.

Sollen die Frauen an der Angstleine gehalten werden? So scheint es tatsächlich. In einem Artikel aus dem Deutschen Ärzteblatt berichten im September 2016 die Ärzte stolz über ihr neues Brustkrebszentrum in Tübingen. Die Verbesserung der Teilnahmeraten am Mammographie-Screening ist ein wichtiges Anliegen. Die Frauen sollen «angebunden werden». So heißt es im Text. Was wäre verwerflich daran, wenn die Frauen Brustkrebs mit zunehmendem Alter nicht mehr ernst nehmen und sich der ärztlichen Kontrolle entziehen wollten?

## Brustkrebs – eine vergleichsweise seltene Todesursache

Es stimmt, Brustkrebs ist die häufigste Krebserkrankung bei Frauen. Und doch ist Brustkrebs auch wieder selten, jedenfalls, wenn man bedenkt, wie häufig alle anderen Krebserkrankungen sind. Fast die Hälfte der Menschen in unseren Industriestaaten erhält im Laufe des Lebens eine Krebsdiagnose, etwa ein Viertel der Menschen stirbt an einer Krebserkrankung. Von 100 Frauen, die heute in Deutschland versterben, sterben etwa 3 an Brustkrebs, 20 versterben jedoch an irgendeiner anderen Krebserkrankung. Jeder einzelne Krebs ist für sich alleine genommen eine eher seltene Erkrankung, selbst Brustkrebs muss seinen Schrecken im Vergleich mit all den anderen Krebserkrankungen teilen. Und diese können durchaus noch bedrohlicher sein als Brustkrebs. Die meisten Frauen, die an Brustkrebs erkranken, sterben nämlich gar nicht an Brustkrebs, sondern an anderen Ursachen.

## Für Seniorinnen unbedeutend

Das führt zu einem weiteren Aspekt in der Betrachtung der Bedrohung Brustkrebs. Mit zunehmendem Alter häufen sich die Leiden. Manche sind nur lästig, wie das Ziehen und Schmerzen in Gelenken und Beinen. Andere treten durchaus in Konkurrenz, wenn es um die Frage geht, woran ein jeder von uns sterben wird. Weiterhin sind es die Herz-Kreislauf-Erkrankungen wie Herzinfarkt, chronische Herzschwäche oder Schlaganfall, chronisches Nierenversagen oder Lungenversagen, aber eben auch jede andere einzelne Krebserkrankung, allen voran Darmkrebs, Lungenkrebs oder für die Männer Prostatakrebs – und dann die vielen anderen Krebsarten, die sich aus jedem beliebigen Organ des Körpers entwickeln können, seien es die Nieren, die Bauchspeicheldrüse, die Eierstöcke, die Gebärmutter, die blutbildenden Organe, die Gallenblase, das Gehirn, die Leber, die Schilddrüse und so viele andere. Zudem ist keiner von uns geschützt vor plötzlichen schweren Infektionskrankheiten. Wir müssen dann froh sein, wenn der Körper ausreichend Reserven hat, um die Intensivstation mit künstlicher Beatmung zu überstehen. Und nicht gar so selten ist die Todesursache Folge einer Demenzerkrankung, aus welchen Gründen auch immer, es sind viele, nicht nur die Alzheimer-Erkrankung (Tabelle).

**Tabelle: Risiko für Tod an Brustkrebs im Vergleich zu anderen Todesursachen je nach selbstbeurteiltem Gesundheitszustand für 1000 Frauen vom 70. bis 79. Lebensjahr.**

| | Selbsteinschätzung des Gesundheitszustands durch die Frauen | | |
|---|---|---|---|
| | Sehr gut | Mäßig | Schlecht |
| Anzahl der Frauen, die insgesamt versterben | 100 von 1000 | 200 von 1000 | 400 von 1000 |
| Anzahl der Frauen, die an Brustkrebs versterben | 7 von 1000 | 7 von 1000 | 6 von 1000 |

**Erläuterung:**

Zur Beurteilung der Bedeutung einzelner Erkrankungen braucht es einen Vergleich mit anderen Erkrankungen (Modifiziert nach Tabelle 2, Barratt, A., et al. BMJ 2005).

Von 1000 Menschen im Alter von 70 Jahren werden nach 10 Jahren etwa 300 verstorben sein. Wenn es eher gesunde Seniorinnen sind, dann vielleicht nur 200, wenn es solche mit chronischen Leiden sind, dann eher 400. Da macht sich die Wahrscheinlichkeit, an Brustkrebs zu versterben, mit 7 von 1000 nahezu kleinlich aus. Wie viel Augenmerk soll eine Frau in diesem Alter noch der Früherkennung von Brustkrebs widmen? Gibt es nicht andere wichtigere Dinge in den letzten Jahren unseres Lebens? Und das ist auch der Grund, warum es für Frauen nach dem 70. Lebensjahr wenig sinnvoll ist, noch an der Brustkrebsfrüherkennung teilzunehmen. Wer möchte in diesem Alter noch eine falsche Diagnose erhalten, die dann zu einer unnötigen Behandlung führt? Und was bedeutet eine solche Behandlung, wenn andere chronische Leiden das tägliche Leben bestimmen? Werden die Komplikationen bei der Operation nicht größer sein? Statistisch gesehen ist das so. Je wahrscheinlicher es ist, dass der Mensch an einer Herz-Kreislauf-Erkrankung verstirbt, umso unwahrscheinlicher, dass der Krebs die Todesursache wird.

Und weil wir mit zunehmendem Alter eben nicht nur von einer Krankheit bedroht sind, ist das vielleicht auch ein wesentlicher Grund dafür, dass es bisher nicht geglückt ist, zu zeigen, dass Screening auf eine bestimmte Krebserkrankung das Leben der Menschen insgesamt verlängert.

## GUTE DATEN, GROSSE UNSICHERHEIT

Wie viele Frauen durch das Screening wirklich vor einem frühzeitigen Tod gerettet werden können, wird niemals zu eruieren sein. Für keine andere Krebsfrüherkennung gibt es so zahlreiche und große Untersuchungen wie für das Screening auf Brustkrebs mit der Mammographie. An die 600 000 Frauen sind über durchschnittlich 10 Jahre in randomisierten kontrollierten Studien beobachtet worden. Trotzdem sind diese Untersuchungen großer Kritik ausgesetzt gewesen. Die Übertragbarkeit der Ergebnisse auf unsere heutige Situation wird angezweifelt. Es gibt eine Vielzahl von Argumenten, die dafür- und dagegensprechen, dass die Ergebnisse auch in unserem Gesundheitssystem noch relevant sind. Andererseits wird es keine weiteren derartigen Studien mehr geben. Das Screening ist inzwischen weit verbreitet, sodass ein fairer Vergleich zu einer Situation ohne Screening nicht mehr über längere Zeit konstruiert werden könnte.

Unzweifelhaft kann Screening für einzelne Frauen einen vorzeitigen Tod durch Brustkrebs verhindern. Brustkrebs entsteht primär in der Brust und nicht gleichzeitig an anderen Orten des Körpers. Deshalb wird eine Amputation der Brust einer Krebsentstehung vorbeugen. Die Frage ist also nicht, ob Screening nützt, sondern wie viele Frauen einen Nutzen haben. Die prophylaktische Amputation der Brüste ist keine Option, obgleich heute durchaus Frauen mit einer starken familiären Veranlagung für Brustkrebs eine solche Möglichkeit in Betracht ziehen mögen. Angelina Jolie hat sich vorsorglich beide Brüste amputieren lassen. Das Schicksal der prominenten Schauspielerin ist um die Welt gegangen.

## Marketingzahlen zum möglichen Nutzen

Über Jahre wurde der mögliche Nutzen des Screenings nur in Relativprozent kommuniziert, so die Verantwortlichen der Kassenärztlichen Bundesvereinigung. Auf deren Internetseite war noch 2011 zu lesen: «Früherkennung mit Mammographie vermindert die Brustkrebssterblichkeit um 25 bis 30 Prozent ... 3000 bis 3500 Frauen könnten jedes Jahr gerettet werden.» (www.kbv.de/ Interview Dr. Aubke, KBV 2008; Zugriff 7.6.2011)

Die zugrundeliegenden Studienergebnisse könnten in verständlicher Art und Weise allerdings folgendermaßen kommuniziert werden – und das klingt doch anders: «Früherkennung mit Mammographie von 1000 Frauen über 10 Jahre vermindert die Brustkrebssterblichkeit von 0,36 Prozent auf 0,29 Prozent. Das ist eine Verminderung des Risikos um 0,07 Prozentpunkte oder anders ausgedrückt, um sieben Zehntausendstel. Das entspricht einer relativen Risikoreduktion von 25 Prozent. Man stelle sich eine Gesundheitsministerin vor, die Mammographie-Screening mit folgendem Slogan bewirbt: «Mammographie-Screening vermindert über 10 Jahre die Brustkrebssterblichkeit um sieben Zehntausendstel.» Unvorstellbar, aber es wäre korrekt.

Mit gerundeten Zahlen würde das bedeuten: «Ohne Screening sterben 4 von 1000 Frauen über 10 Jahre an Brustkrebs, mit Screening über 10 Jahre sind es 3 von 1000 Frauen. Eine von 1000 Frauen hat einen Nutzen, insofern sie in diesen 10 Jahren nicht an Brustkrebs stirbt. Hingegen haben 999 Frauen keinen Nutzen, da sie entweder auch ohne Screening nicht an Brustkrebs verstorben wären (das sind 996 Frauen) oder trotz Screening an Brustkrebs sterben (das sind 3 Frauen). Die Abnahme von 4 auf 3 von 1000 Frauen entspricht der Marketingzahl von 25 Prozent Risikoreduktion.

## Vorteile übertreiben, Risiken verharmlosen

Im April 2002 hatte das Bundesinstitut für Strahlenschutz eine öffentliche Anhörung veranstaltet. Vor Einführung des bevölkerungsweiten Screenings auf Brustkrebs mit der Mammographie sollte das Strahlenschutzgesetz geändert werden. Bis dahin war es nicht zulässig, gesunde Menschen mit einer Untersuchung wie der Mammographie einer Strahlenbelastung auszusetzen, auch wenn es in der Praxis gang und gäbe war.

Auf der Tagung sollten die Vor- und Nachteile des Mammographie-Screenings präsentiert und diskutiert werden. Ich war zu dieser Veranstaltung eingeladen. Allerdings hatte ich den Eindruck, als wären ohnehin schon alle Entscheidungen für das Mammographie-Screening und die notwendigen gesetzlichen Strahlenschutzänderungen beschlossen.

Die Art und Weise, wie der mögliche Nutzen und Schaden des Screenings mit der Mammographie durch die Referenten präsentiert wurden, war programmatisch für die zukünftigen Kampagnen.

Der Nutzen für Mammographie-Screening wurde wie üblich in Form von relativer Risikoreduktion kommuniziert: «... 30 Prozent weniger Brustkrebstote ...» Hingegen wurde der mögliche Schaden durch die Strahlenbelastung mit natürlichen Häufigkeiten benannt: «... das Risiko einer Frau, an Brustkrebs zu erkranken, erhöht sich von 9,3 auf 9,32 Prozent ...» Tatsächlich wäre die verständlichere Form die Angabe von natürlichen Häufigkeiten. Allerdings müsste dann in analoger Form der Nutzen präsentiert werden, also etwa: «... das Risiko über 10 Jahre an Brustkrebs zu versterben, reduziert sich von 0,36 auf 0,29 Prozent.»

Ich hatte in einem Diskussionsbeitrag versucht, das Podium auf diese Schieflage hinzuweisen. Verstanden fühlte ich mich aber nicht, vielleicht sollte es auch nicht verstanden werden.

Fehlendes Verständnis für Risikodaten ist weit verbreitet, nicht nur unter Medizinern, sondern auch unter Gesundheitspolitikern. So hatte eine Studie aus England schon vor mehr als 20 Jahren gezeigt, dass Politiker und andere Verantwortliche im Gesundheitssystem unterschiedlich entscheiden, je nachdem, wie Daten zur Krebsfrüherkennung präsentiert werden. Bei Nennung des Nutzens als relative Risikoreduktion war ein deutlich höherer Anteil geneigt, Screening zu befürworten, als bei verständlicher Präsentation von natürlichen Zahlen.

Die verzerrte Darstellung zugunsten der Vorteile bei Verharmlosung der Nachteile ist weiterhin verbreitet. Sogar Experten, die sich als besonders unabhängig rühmen, sind vor solchen Täuschungen nicht gefeit.

## Die Bilanz

Auch für Deutschland gibt es geschönte Berechnungen zum Nutzen des Screenings mit der Mammographie. Nutzen-Kosten-Analysen sind leicht manipulierbar. Die Ergebnisse hängen von den zugrundeliegenden Annahmen ab. Welche Zahlen werden genutzt für die Berechnungen? Wie viel ist davon Spekulation? Auch die Hochrechnungen von Dr. Wolfgang Aubke von der Kassenärztlichen Vereinigung scheinen von völlig unrealistischen Annahmen auszugehen, wenn postuliert wird, dass «3000 bis 3500 Frauen jedes Jahr gerettet werden könnten».

Richtig formuliert müsste es in jedem Fall heißen «vor

einem vorzeitigen Tod durch Brustkrebs gerettet werden». Dass insgesamt weniger Frauen sterben, ließ sich bisher ja in keiner Studie nachweisen.

Zudem sollten immer die Zeiträume mit genannt werden. Die Studien beziehen sich durchschnittlich auf Zeiträume von 10 Jahren. Alles was darüber hinausgeht, ist spekulativ.

Entscheidend ist jedoch, dass lediglich die Altersgruppe der Frauen zwischen 50 und 69 Jahre zum Screening eingeladen wird, das sind etwas mehr als 10 Millionen Frauen, jedoch weniger als ein Viertel der weiblichen Bevölkerung in Deutschland. Somit kann auch nur für diese Altersgruppe ein Nutzen geschätzt werden. Die große Mehrheit der Frauen ist jünger oder älter, die meisten Brustkrebserkrankungen treten bei Frauen auf, die gar nicht zum Screening eingeladen werden.

Legt man eine systematische Literaturanalyse der international renommierten *Cochrane Collaboration* zugrunde, ist es 1 pro 2000 Frauen, die über 10 Jahre weniger an Brustkrebs stirbt. Pro 10 Mio. Frauen würden demnach pro Jahr 500 Frauen weniger an Brustkrebs sterben. Das IQWIG (Institut füt Qualität und Wirtschaftlichkeit im Gesundheitswesen) nutzt optimistischere Zahlen. Demnach würden 1 bis 2 von 1000 Frauen weniger an Brustkrebs sterben, wenn sie über 10 Jahre am Screening mit der Mammographie teilnehmen.

Je nachdem, wie groß die angenommene Risikoreduktion und die Teilnahmeraten sind, könnten jährlich zwischen 500 und 2000 Frauen bei einer Teilnahme am Screening über 10 Jahre vor einem vorzeitigen Tod durch Brustkrebs gerettet werden. Die Anzahl der jährlichen Todesfälle an Brustkrebs würden sich rein rechnerisch somit für Deutschland von derzeit etwa 17 500 auf 17 000 bis maximal 15 000 reduzieren.

Die optimistischen Annahmen gehen von 100 Prozent Teilnahmeraten zu allen 5 Untersuchungen über 10 Jahre aus.

Demgegenüber steht der Schaden. Nach Schätzungen des IQWIG würden bei regelmäßiger Teilnahme am Screening pro 10 Millionen Frauen pro Jahr 5000 bis 7000 eine Überdiagnose erhalten. Das sind Frauen mit einer Brustkrebsdiagnose und Behandlung, die sie ohne Früherkennung nicht bekommen hätten.

Dazu kommen die Verdachtsbefunde. Bei einer Annahme von etwa 3 Prozent abklärungsbedürftiger Befunde pro Screening-Runde und den aktuellen Teilnahmeraten würden pro 10 Mio. Frauen pro Jahr etwa 150 000 Frauen einen Verdachtsbefund und etwa 50 000 eine Gewebeentnahme zur weiteren Abklärung des Befunds erhalten.

## Die Kosten

Nach offiziellen Schätzungen kostet das Mammographie-Screening 300 bis 400 Millionen Euro pro Jahr (http://www.kbv.de/ Zugriff 7.6.2011).

Rein rechnerisch und für die Annahme von 500 bis 1500 «geretteten» Frauen pro Jahr und Teilnahmeraten von 50 bis 80 Prozent sowie Kosten für Deutschland zwischen 200 und 400 Millionen Euro pro Jahr würden die finanziellen Aufwendungen mindesten 150 000, im teuersten Szenario jedoch über 1 000 000 Euro pro «gerettete» Frau bedeuten.

Natürlich fällt es schwer, solche Kostenrechnungen zu formulieren. Jedes Leben ist für uns nicht in Geldwert zu bemessen. Letztlich geht es jedoch um die Frage, wie Geld am sinnvollsten für unsere Gesundheit eingesetzt werden kann. Das gilt auch für die Gesundheit der Frauen, die an Brustkrebs erkranken.

## NEUE KRANKHEITEN UND FALSCHE ERFOLGSMELDUNGEN

Mit dem Screening auf Krebs gibt es auch Krankheiten, die es ohne Screening kaum gegeben hätte. Beim Brustkrebs ist es das sogenannte DCIS, das duktale Carcinoma in situ. Jeder fünfte bis sechste Befund ist ein DCIS. Der Befund lässt sich weder an der Brust sehen noch ertasten. Man findet ihn nur mit der Mammographie. Was man sieht, sind feine Kalkablagerungen in den Milchgängen. Bis heute ist unklar, was das wirklich zu bedeuten hat. Die Theorie ist, dass DCIS sich zu Brustkrebs entwickeln können. Vielleicht, aber vielleicht auch nicht, jedenfalls nicht bei allen Frauen. Fakt ist, Frauen mit DCIS haben ein höheres Risiko, an einem invasiv wachsenden Brustkrebs zu erkranken, als Frauen, bei denen sich ein solcher Befund nicht findet. Manche DCIS könnten aber nur harmlose Weggenossen sein. Da die Ärzte nicht vorhersagen können, welches DCIS sich eventuell zu einem bösartigen Krebs weiterentwickelt, werden üblicherweise alle DCIS durch Operation entfernt. Da DCIS sich entlang der Milchgänge erstrecken, ist es mit einer einzigen Operation oft nicht getan. Bei bis zur Hälfte der Frauen bleiben bei der ersten Operation noch Reste von DCIS in der Brust. Dann wird nachoperiert, manchmal auch noch mehrmals, bis keine Ausläufer von DCIS mehr zu finden sind.

Jahrelang haben die Politiker und Ärzte von Vorsorge und nicht von Früherkennung gesprochen. Und Vorsorge bedeutet eben, dass sich eine Krankheit verhindern lässt. In Österreich wurde eine Zeitlang sogar der Slogan «Die Klügere sieht nach, Vorsorge beruhigt» ausgegeben. Brustkrebs kann mit der Mammographie lediglich früher erkannt, aber nicht verhindert werden. Ob das DCIS ein Vorstadium oder lediglich ein Risikofaktor für Brustkrebs ist, bleibt ungeklärt.

## Falsche Beruhigung

Wenn der Befund negativ ist, das Mammographiebild also keinen Anhaltspunkt für einen Brustkrebs liefert, ist die Wahrscheinlichkeit hoch, dass in den nächsten zwei Jahren bis zur nächsten Screeningrunde kein Brustkrebs auftritt. Dennoch, völlig ausgeschlossen ist das nicht. Nach Auswertung der Daten aus dem Deutschen Mammographieprogramm wird jeder fünfte Brustkrebs nicht im Screening erkannt. Der Mammographiebefund war zwar unauffällig, aber trotzdem ist ein Brustkrebs während der darauffolgenden zwei Jahre diagnostiziert worden. Meist bemerken die Frauen einen Knoten in der Brust. Es gibt also keine 100-prozentige Sicherheit. Die Ursachen für diese falsch negativen Befunde können unterschiedlich sein. Nicht immer lässt sich ein früher Krebs mit der Mammographie aufspüren. Manche Tumore wachsen hingegen zu schnell. Sie entwickeln sich erst im zeitlichen Intervall zwischen den Screeningrunden. Schließlich kann ein Befund falsch interpretiert worden sein.

Was trägt ein normales Ergebnis bei der Mammographie Untersuchung nun zur Beruhigung bei? Ist Beruhigung gerechtfertigt? Oder ist eher die Beunruhigung ungerechtfertigt? Tatsache ist, dass auch ohne Screening die Wahrscheinlichkeit sehr hoch ist, dass kein Brustkrebs vorliegt. Zwischen 99,2 Prozent und 99,7 Prozent der Frauen haben keinen Brustkrebs. Wenn der Befund negativ ausfällt, kann die Wahrscheinlichkeit noch erhöht werden, auf fast 99,9 Prozent. In der Gesamtschau bedeutet das: Die Frauen dürften sich auch ohne Mammographie sehr sicher fühlen, keinen Brustkrebs zu haben. Hingegen gibt es auch bei einem unauffälligen Befund keine absolute Sicherheit. In jedem Fall gibt es Beruhigung nur, wenn zuvor Beunruhigung gestiftet wurde. Und gelegentlich ist es eine falsche Beruhigung.

## Mehr ist nicht besser

Um auch noch den letzten Krebs aufzuspüren, wird häufig und gerne vorgeschlagen, schon bei jüngeren Menschen mit den Screeninguntersuchungen zu starten oder die Tests in kürzeren Abständen zu wiederholen. Mit einem solchen Vorgehen würde es jedoch noch mehr falsche Befunde geben, Verdachtsbefunde, die weiter abgeklärt werden müssen. In letzter Konsequenz wird dann die vorbeugende Entfernung des Organs angeraten, etwa die Amputation der Brust oder die Entfernung der Eierstöcke, der Gebärmutter oder der Prostata. Noch mehr gesunde Menschen würden unnötig und eingreifend behandelt werden.

Ein weiterer Vorschlag wird oft gemacht, um die Ausbeute beim Screening zu verbessern. Statt der Mammographie soll mit dem MRT, der sogenannten Magnetresonanztomographie, getestet werden. Die niedergelassenen Gynäkologen preisen gerne die zusätzliche Ultraschalluntersuchung der Brust an. Da die Krankenkassen die Kosten aus gutem Grund nicht übernehmen, wird die Ultraschalluntersuchung von den Ärzten als IGEL verkauft.

Das MRT kann tatsächlich besser als die Mammographie Auffälligkeiten in der Brust aufspüren. Das hat allerdings den Nachteil, dass es noch mehr Überdiagnosen und folglich Übertherapien gibt. Abgesehen davon ist die Untersuchung so aufwendig und teuer, dass sie als Reihenuntersuchung nicht taugt. Sie wird zu Recht nur in wenigen speziellen Zentren im Rahmen von Forschung genutzt.

Hingegen verkaufen die niedergelassenen Frauenärzte ganz ohne Scham ihre Ultraschalluntersuchungen. Das Verfahren hat den Test bisher jedoch nicht bestanden. Es fehlt der wissenschaftliche Nachweis, dass die Ergebnisse besser sind als mit der qualitätsgesicherten Mammographie. Die Ultraschalluntersuchung leistet gute Dienste, wenn es um die Abklärung von Verdachtsbefunden geht, als Suchtest zur Krebsfrüherkennung ist sie nicht geeignet.

### Abtasten der Brust – nicht brauchbar zur Früherkennung von Brustkrebs

Das regelmäßige und systematische Abtasten der Brust mit dem Ziel, Brustkrebs früh zu erkennen, hat sich als nicht nützlich herausgestellt. Zwei große randomisierte kontrollierte Studien, die das Selbstabtasten untersucht haben, konnten keine Überlebensvorteile in Bezug auf Brustkrebs feststellen. Hingegen gab es eine bedeutsame Zunahme an Verdachtsbefunden, die weitere Untersuchungen nach sich zogen. Selbstabtasten der Brust ist ungeeignet, um die Brustkrebssterblichkeit zu vermindern. Trotzdem wird dieses Verfahren weiterhin propagiert. In den letzten Jahren wurde hierzu sogar ein spezielles Berufsbild für blinde Personen entwickelt. Auch wenn es gut gemeint ist, ist es unsinnig. Selbst für das regelmäßige Abtasten der Brüste durch die Frauenärzte fehlen die wissenschaftlichen Belege, dass das Verfahren mehr nützt als schadet.

Trotzdem werden die Praktiken weitergeführt. Das Selbstabtasten wird von Krankenkassen und von anderen öffentlichen Institutionen im Rahmen von Brustkrebstagen gerne als besonderes Angebot an die Öffentlichkeit verstanden. Die Grenzen und Nachteile dieser Maßnahmen werden dabei vermutlich nicht angemessen hervorgehoben. Am Universitätsklinikum in Hamburg ist der Programmpunkt fester Bestandteil des jährlichen Brustkrebstages.

### Irreführende Erfolgsmeldungen – Der Schwindel mit den frühen Krebsstadien und den Überlebensraten

Die Betreiber des Screenings mit der Mammographie weisen unermüdlich darauf hin, dass die frühere Diagnose von Brustkrebs die Überlebenschancen deutlich verbessert. Der Erfolg wäre daran zu erkennen, dass immer mehr Krebs im Frühstadium entdeckt wird. Gleichzeitig hätte der Anteil an fortgeschrittenen Stadien bei Diagnosestellung abgenommen. Das hätte zu einer deutlichen Verbesserung der 5-Jahres-Überlebensraten geführt.

Jedoch, die relative Verschiebung der Krebsstadien bei Diagnose taugt nicht als Beleg für den Nutzen des Screenings. Ebenso wenig gelten vermeintlich bessere 5-Jahres-Überlebensraten als Beweismittel. Je mehr Überdiagnosen es durch das Screening gibt, umso schwerwiegender sind diese Trugschlüsse.

Die folgende Abbildung zeigt einen Ausschnitt aus der Broschüre «Gut informiert entscheiden», zu finden noch im Januar 2017 auf der Internetplattform der «Kooperation Mammographie-Screening-Programm», der offiziellen Arbeitsgemeinschaft für das deutsche Mammographie-Screening-Programm (http://www.mammo-programm.de/download/downloads/broschueren/Koop_Mammo_Flyer_Gut_Informiert.pdf).

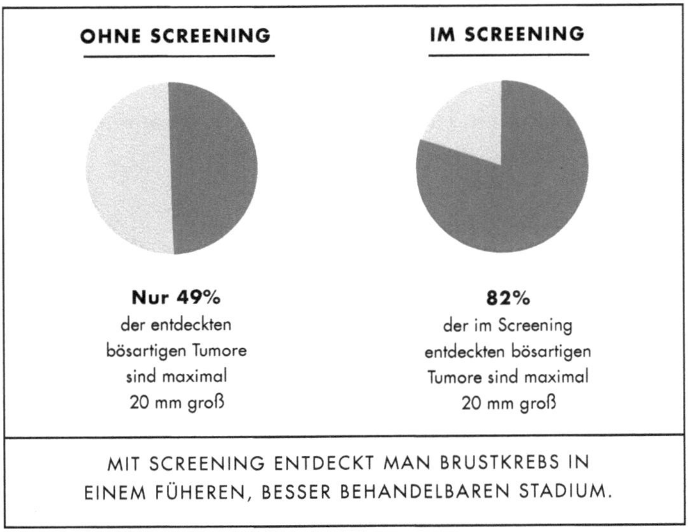


**Abb.: Beispiel für eine irreführende Darstellung**

Leider lässt sich mit der Graphik gar nicht gut entscheiden. Im Gegenteil, sie führt zur Täuschung!

Eine Zunahme an frühen Stadien bei Diagnose ist zu erwarten, wenn das Programm wirksam sein soll. Wenn es insgesamt aber zu einer anhaltenden Zunahme an Diagnosen kommt, ohne dass die fortgeschrittenen Stadien zahlenmäßig deutlich abnehmen, wäre die Verschiebung zu den frühen Stadien eher als Zeichen für Überdiagnosen zu bewerten. Ein Nutzen des Screenings ist damit keineswegs belegt.

Im deutschen Mammographieprogramm ist es zu einer dramatischen Zunahme an Diagnosen mit Einführung des Screenings gekommen. In der Altersgruppe der Frauen, die zum Screening eingeladen wurden, nahmen nicht nur die Brustkrebsdiagnosen, sondern auch die Behandlungen im

Krankenhaus zur Operation von Brustkrebs innerhalb kurzer Zeit zu. Eine minimale Abnahme an späten Stadien zeichnet sich möglicherweise ab. Ein fairer Vergleich mit einer Gruppe von Frauen, die am Screening nicht teilnehmen, ist mit Daten aus den Krebsregistern aber nicht möglich. Selbst eine geringe Abnahme von Spätstadien bei Krebsdiagnose kann daher nicht dem Screening zugeschrieben werden. Auch andere Gründe könnten über die Jahre zu einer Abnahme von Brustkrebs führen.

Die wissenschaftlich aussagekräftigen randomisierten kontrollierten Studien haben eine anhaltende Zunahme von Diagnosen und Behandlungen infolge des Screenings gezeigt. Faktum ist: Je mehr Frühstadien es gibt, umso mehr Überdiagnosen gibt es. Und je mehr Überdiagnosen es gibt, umso irreführender sind 5-Jahres-Überlebensraten.

## VOM NUTZEN DER SPÄTEN DIAGNOSE

Cornelia Baines ist eine prominente Ärztin und Wissenschaftlerin. Sie hatte als Röntgenärztin zwei große randomisierte kontrollierte Studien in Kanada geleitet. Die Studien sollten prüfen, ob durch das Screening mit der Mammographie Todesfälle durch Brustkrebs verhindert werden können. Sie war die führende Spezialistin für die korrekte Durchführung und Auswertung der Mammographie-Aufnahmen. Im Jahr 2007, Jahre nach dem Abschluss dieser beiden Studien, hat sie in einer bekannten wissenschaftlichen Zeitschrift über ihre eigene Brustkrebserkrankung berichtet. Der Titel hieß «Der Nutzen der späten Diagnose». Die Ärztin hatte viele Jahre zuvor ebenfalls eine Mammographie ihrer Brust machen lassen. Sie hatte keine Beschwerden, es war also eine Screening-Untersuchung. Sie berichtet, dass der Röntgenbefund eindeutig war. Es gab zweifelsohne einen Hinweis auf einen krankhaften Befund. In jedem Fall hätten weitere Untersuchungen folgen müssen, um zu klären, ob es sich um Brustkrebs handelt oder nicht. Cornelia Baines hat ihren Befund aber einfach ignoriert. Erst 9 Jahre später hat sie einen Knoten in der Brust getastet. Die weitere Abklärung brachte den Tumor ans Licht. Es war der Befund von vor 9 Jahren. Der Tumor war gewachsen und nun als Knoten in der Brust zu tasten. Die Professorin hatte Glück. Bei der Operation fand sich Brustkrebs, aber kein Befall von Lymphknoten und ohne Streuung in den Körper.

Die Wissenschaftlerin berichtet, dass sie froh war, damals vor 9 Jahren, den Befund einfach übergangen zu haben. Nun wissen wir von Ärzten, dass sie sich oft nicht an das halten, was sie von ihren Patienten erwarten oder an Untersuchungen und Behandlungen ihren Patienten vorschlagen. Frau Baines hat nicht getan, was sie in ihrer eigenen wissenschaftlichen Studie gefordert hatte: Bei entsprechendem Verdacht auf dem Mammographiebild muss ein Befund weiter abgeklärt werden.

Die Ärztin Baines jedoch fühlt sich frei, und sie schreibt, dass sie froh sei, noch 9 beschwerdefreie Jahre ohne die Last einer Diagnose Brustkrebs gelebt zu haben. Sie hoffe, dass ihr Brustkrebs auch jetzt noch eine gute Prognose hat. Das war im Jahr 2007.

Noch eine weitere wichtige Botschaft sendet die Mammographie-Expertin in ihrem öffentlichen Bekenntnis. Sie fordert, dass vor dem Screening alle Frauen uneingeschränkt über Nutzen und Risiken aufgeklärt werden müssen. Selbst dann, wenn die Frauen eine solche Aufklärung eigentlich nicht wollen. Niemand dürfe bestraft werden, wenn die Teilnahme abgelehnt wird. Schließlich beklagt sie die Gier und Gewinnsucht der Ärzte, die durch diese Untersuchungen den Menschen schaden, durch falsche Diagnosen und unnötige Behandlungen.

Die beiden kanadischen Studien haben übrigens keinen Nutzen des Mammographie-Screenings nachweisen können. Es gab nicht weniger Todesfälle an Brustkrebs, jedoch eine deutliche und anhaltende Zunahme an Brustkrebsdiagnosen, medizinischen Eingriffen zur Abklärung von Verdachtsbefunden und unnötigen Operationen. Cornelia Baines ist weiterhin als Wissenschaftlerin aktiv. So ist es jedenfalls im Jahr 2016 im Internet zu finden.

## GEBÄRMUTTERHALSKREBS – WELTMEISTER IM SCREENING, TROTZDEM KEIN GEWINNER

In kaum einem Land wird so intensiv nach Gebärmutterhalskrebs gesucht wie in Deutschland. Bisher gilt: Ab dem 20. Lebensjahr sollen alle Frauen einmal jährlich auf den gynäkologischen Stuhl, um Zellmaterial für den PAP-Test aus dem Gebärmutterhals zu gewinnen. Eine Altersgrenze nach oben gibt es offiziell nicht.

In Finnland wird der Zellabstrich erst ab dem 30. Lebensjahr und nur alle 5 Jahre untersucht, mit 60 Jahren ist dann Schluss mit der Vorsorge. Trotzdem sterben in Deutschland vergleichsweise mehr Frauen an Gebärmutterhalskrebs als in Finnland.

Irgendetwas scheint hier nicht zu stimmen. In Deutschland wird diese Vorsorgeuntersuchung millionenfach in Anspruch genommen. Aktuell sollen es 18 Millionen Teilnehmerinnen pro Jahr sein. Zusätzlich wird der PAP-Test häufig auch bei anderen Gelegenheiten durchgeführt. Etwa beim Erneuern des Rezepts für die Antibabypille, selbst bei unter 20-Jährigen. Oft auch alle 6 Monate. Sogar bei Frauen, die keine Gebärmutter mehr haben, wird weiterhin nach Gebärmutterhalskrebs gefahndet. Eigentlich müssten wir Weltmeister sein im Vermeiden von Gebärmutterhalskrebs.

Die Gynäkologen schwören auf den PAP-Test. Die jährliche Vorsorge verbindet. Die gesunde Klientel ist lukrative Dauerkundschaft. Jeder Besuch bietet die Möglichkeit, zusätzliche Leistungen abzurechnen oder IGEL zu verkaufen. Das von den Krankenkassen finanzierte Rundum-Vorsorgepaket beinhaltet noch andere Untersuchungen. Die äußeren und inneren Geschlechtsteile sollen inspiziert und abgetastet werden. Ebenso die Brüste. Auch wenn es keine wissenschaftlichen Belege für diesen TÜV bei beschwerdefreien Frauen gibt, wollen die Ärzte nicht davon lassen. Die Existenz eines gesamten Berufsstandes scheint an diesen jährlichen «Inspektionen» von gesunden Frauen zu hängen. Die Abhängigkeit ist gegenseitig. Viele Frauen mögen sich ein Dasein ohne ärztliche Begleitung gar nicht mehr vorstellen. Steht ein Umzug in eine andere Stadt an, wird umgehend eine neue Anlaufstelle gesucht. Ein geordnetes Leben braucht offenbar die Verankerung durch eine Frauenärztin.

Mit dem PAP-Test wird nicht nur nach Frühstadien von Krebs gesucht, sondern vor allem nach Krebsvorstufen. Sie entstehen, wenn Infektionen mit Humanen Papillomviren (HPV) nicht ausheilen. HPV-Infektionen sind bei jungen sexuell aktiven Frauen sehr häufig, aber meist harmlos. Nur bei einem kleinen Teil werden sie chronisch. Nach Jahren können sich daraus Krebsvorstufen entwickeln und nochmals Jahre später bei einzelnen Frauen eine Krebserkrankung.

Allerdings ist der PAP-Test ein ziemlich schlechter Test. Bei bis zu 50 Prozent der Frauen mit Krebsvorstufen zeigt er nicht richtig an. Der Befund ist fälschlicherweise normal. Auch die Übereinstimmung der Befunde zwischen den Ärzten lässt zu wünschen übrig.

Seit mehr als 40 Jahren zahlen die Krankenkassen den PAP-Test. Gebärmutterhalskrebs, auch Zervixkarzinom genannt, ist über die Jahre immer seltener geworden. Der Erfolg wird wesentlich dem Screening zugeschrieben. Gleichzeitig haben sich aber auch die sozialen und hygienischen Lebensverhältnisse verbessert. Zudem wird heutzutage umfänglich getestet, wenn Frauen wegen Beschwerden den Gynäkologen aufsuchen. Ein gewisser Anteil von Krebsvorstufen und Frühstadien würden daher auch ohne Untersuchungen gesunder Frauen erkannt werden. Wie groß der Einfluss der einzelnen Faktoren auf die Abnahme des Gebärmutterhalskrebses tatsächlich ist, lässt sich nicht quantifizieren. Es gibt dazu keine aussagekräftigen kontrollierten Studien.

## PREIS DER VORSORGE: AMPUTATIONEN AN DER GEBÄRMUTTER

Auch wenn das Screening mit dem PAP-Test sicherlich Gebärmutterhalskrebs verhindern kann, so ist diese medizinische Vorsorge für einen nicht unerheblichen Teil der Frauen gesundheitsschädigend. Nach Schätzungen werden in Deutschland jährlich bis zu 100 000 Operationen zur Entfernung von Krebsvorstufen, sogenannte Konisationen, durchgeführt. Das ist ein Vielfaches von dem, was es an Gebärmutterhalskrebs ohne Screening geben würde. Sehr viel mehr Frauen werden vorsorglich operiert, als jemals an diesem Krebs erkranken würden. Vor allem leichtgradige Zellveränderungen können sich wieder zurückbilden. Viele Krebsvorstufen werden behandelt, obwohl sie nicht zum Problem geworden wären. Weil im Einzelfall der Krankheitsverlauf nicht vorhersehbar ist, wird vorsichtshalber operiert. Bei der Konisation werden die veränderten Gewebeteile vom Gebärmutterhals mit einem Messer oder einer Schlinge abgetrennt. Das kommt einer Amputation gleich, auch wenn es niemand so bezeichnen würde.

Ein ernsthaftes Problem ist, dass eine Konisation zu oft ohne vorherige Sicherung der Diagnose erfolgt. Es wird operiert, ohne dass ausreichend geklärt ist, ob ein behandlungsbedürftiges Vor- oder Frühstadium von Krebs vorliegt. Die Konisation dient in solchen Fällen der Diagnosestellung und ist gleichzeitig Behandlung. Somit wird die Diagnose erst nach der Behandlung geklärt, wenn ein Teil der Gebärmutter schon abgeschnitten wurde. Das mag praktisch erscheinen, in einem Aufwasch sozusagen. Zu oft zeigt sich im Nachhinein aber, dass die Operation gar nicht nötig war. Für die betroffene Frau kann das durchaus folgenschwer sein. Immerhin wird eine Amputation an einem Organ vorgenommen, das eine wichtige Funktion hat, nicht nur in der Schwangerschaft, sondern auch als Schranke gegen Infektionen aus der Scheide.

Die Folgen der unnötigen Operationen wurden lange Zeit nicht ernst genommen. Konisationen gehen mit einem höheren Risiko für Frühgeburten und andere Geburtskomplikationen einher. Die Verstümmelung der Gebärmutter sieht man nicht, sie ist ja im Inneren des Körpers, am Ende der Scheide. Aber die Gebärmutter kann in ihrer Funktion behindert werden. In einer Schwangerschaft muss der Muttermund dicht schließen, damit das Ungeborene nicht vorzeitig nach draußen rutscht.

Über Jahrzehnte wurden in Deutschland weder die Häufigkeit noch die Notwendigkeit, noch die unerwünschten Folgen dieser Eingriffe systematisch dokumentiert und analysiert. Es gibt lediglich Schätzungen, die auf unsicheren Datengrundlagen beruhen.

Weiterhin werden die Vorsorgeuntersuchungen durch die Gynäkologen ohne systematische Qualitätssicherung durchgeführt. Von den Frauen wurden diese nicht eingefordert, oder ihre Stimmen wurden nicht gehört. Die Politik hat sich lange Zeit nicht der Verantwortung gestellt. Die Lobby der

Ärzteschaft war zu stark. Die Forderungen einzelner Universitätsmediziner wurden überstimmt. Letztlich hat die Selbstverwaltung der Ärzte versagt.

Erst der Druck durch Initiativen auf europäischer Ebene hat auch in Deutschland gesetzliche Grundlagen für eine Qualitätskontrolle geschaffen. Europäische Leitlinien fordern seit Jahren eine Überprüfung der Qualität des Screenings auf Gebärmutterhalskrebs. Die Einführung der HPV-Impfung zur Prävention von Gebärmutterhalskrebs wurde ausdrücklich an eine Qualitätssicherung des gesamten Vorsorgeverfahrens geknüpft. Die Impfung wurde trotzdem eingeführt – ohne Qualitätssicherung und ohne systematische Dokumentation der Auswirkungen von Impfung und Vorsorge.

Seit 2013 gibt es nun das Krebsfrüherkennungs- und -Registergesetz. Dieses sieht eine Neuregelung des Screenings auf Gebärmutterhalskrebs vor. Ab 2018 soll es ein Einladungsverfahren ähnlich wie beim Screening auf Brustkrebs mit der Mammographie geben. Die Frauen werden eine Informationsbroschüre erhalten, die ihnen eine informierte Entscheidung für oder gegen eine Teilnahme am Screening ermöglichen soll.

Das Screening-Verfahren soll aktuellen wissenschaftlichen Erkenntnissen angepasst werden. Zuständig ist der Gemeinsame Bundesausschuss, kurz G-BA. Die wissenschaftliche Grundlage sollte einerseits das IQWIG und andererseits eine Leitlinie der medizinischen Fachgesellschaften liefern. Das Projekt ist im Mai 2017 noch nicht abgeschlossen. Die Abstimmung zwischen den Standesvertretern gestaltet sich schwierig.

# STANDESDÜNKEL STATT PATIENTENWOHL

Medizinische Leitlinien erheben heute den Anspruch evidenzbasiert, also wissenschaftsbasiert, erstellt zu werden. Die Inhalte sollen dem aktuellen Erkenntnisstand entsprechen. In der Praxis wird das selten erreicht. Denn die Autoren der Leitlinien sind nicht unabhängig. Regelhaft sind Ärzte an der Erstellung der Leitlinie beteiligt, die von den jeweiligen Verfahren profitieren. Hierzulande haben die Berufsverbände und die Kassenärztlichen Vereinigungen ein außergewöhnlich starkes Gewicht. Sie vertreten nicht vorrangig die Interessen der Patienten, sondern standespolitische Belange. Diese sind in erster Linie wirtschaftlicher Natur.

Die Leitlinie zum Screening auf Gebärmutterhalskrebs ist ein beschämendes Beispiel für die denkwürdige Dominanz von berufspolitischen Interessen auf Kosten von Wissenschaftlichkeit und Patientenwohl. Der Berufsverband der Frauenärzte sollte an der Leitlinie beteiligt werden. Aber die Unvereinbarkeit der unterschiedlichen Interessen hat zum Eklat geführt. Es musste sogar ein unabhängiges Gremium zur Regelung von Interessenkonflikten eingesetzt werden, jedoch ohne Erfolg. Die Berufsverbände konnten ihre Vorstellungen nicht durchsetzen. 2014 wurde der Ausstieg folgender Organisationen aus der Leitliniengruppe erklärt: Berufsverband der Frauenärzte, Deutsche Gesellschaft für Zytologie, Arbeitsgemeinschaft zytologisch tätiger Ärzte in Deutschland und Arbeitsgemeinschaft für Zervixpathologie und Kolposkopie. Es sind dies die Ärztegruppen, die von einer Reduzierung der Häufigkeit der PAP-Tests auf das wissenschaftlich gebotene Maß betroffen wären. Drei Jahre später im Mai 2017 ist die Leitlinie immer noch nicht abgeschlossen.

Leitlinien sind letztlich ein Kompromiss zwischen den Interessen unterschiedlicher Verbände. So auch die Leitlinie für das Screening auf Gebärmutterhalskrebs. Es ist nicht durchweg das Beste für die Frauen, was letztlich in den Leitlinien als Behandlungsstandard festgeschrieben wird. Die Belange der Ärzte erscheinen allzu oft bestimmend.

Es bleibt offen, ob es gelingen wird, die Ansprüche an eine Qualitätssicherung umzusetzen. Wird es endlich verlässliche Daten geben zur Häufigkeit von Konisationen sowie zur Frage, ob die Operationen überhaupt notwendig waren?

## SUCHE NACH DEM VERSCHWUNDENEN KREBS

Seit Einführung der HPV-Impfung im Jahr 2006 gibt es auch die Möglichkeit nicht nur dem Krebs, sondern auch den Krebsvorstufen vorzubeugen. Gegen einen Teil der krebsauslösenden HP-Viren kann geimpft werden. Die Impfung muss jedoch vor der Infektion erfolgen, üblicherweise also vor dem ersten Geschlechtsverkehr. Nach Schätzungen könnten wirksam geimpfte Frauen ihr Erkrankungsrisiko um zwei Drittel reduzieren. Das Restrisiko wäre so gering, dass Reihenuntersuchungen sinnlos und nutzlos würden.

Zudem gibt es heute die Möglichkeit mit dem sogenannten HPV-Test zu prüfen, ob eine Infektion vorliegt. Frauen mit einem negativen Testergebnis haben ein extrem niedriges Risiko, innerhalb der nächsten 5 Jahre an Gebärmutterhalskrebs zu erkranken.

Der Test sollte jedoch erst nach dem 30. Lebensjahr eingesetzt werden. Bei jüngeren Frauen fällt er allzu häufig positiv aus. Ein positives Ergebnis zeigt lediglich eine noch nicht ausgeheilte Infektion mit HP-Viren an, nicht jedoch Krebsvorstufen oder eine Krebserkrankung. Trotzdem dürfte der HPV-Test als IGEL allzu oft auch bei unter 30-Jährigen angeboten werden.

Wenn es nach wissenschaftlichen Kriterien ginge, könnte das Screening auf Gebärmutterhalskrebs weiter reduziert werden. Die Intervalle zwischen den Testrunden könnten auf 5 Jahre verlängert werden. Was würde dagegen sprechen, geimpfte Frauen, vor allem wenn sie einen negativen HPV-Testbefund haben, von der Krebsfrüherkennung mit dem PAP-Test freizustellen? Eine aktuelle Studie aus den Niederlanden hat gerade eine solche Empfehlung abgegeben. Statt des PAP-Tests sollte das Screening mit 30 Jahren mit einem HPV-Test starten. Zeigt der Test keine Infektion an, empfehlen die Autoren eine neuerliche Screeninguntersuchung frühestens nach 5 Jahren, je nach persönlicher Situation auch später.

In Deutschland scheint ein solches Verfahren wohl noch für Jahre nicht in Aussicht. Hier wollen die Ärzte engmaschig weitertesten. Das neue Konzept des G-BA sieht vor, dass vom 20. bis zum 34. Lebensjahr jährlich der PAP-Test durchgeführt wird, ab 35 Jahre dann alle 3 Jahre sowohl der PAP-Test als auch der HPV-Test – egal, ob jemand geimpft wurde oder nicht. Die Frauenärzte argumentieren, sie wollten auch noch den letzten Krebs finden, nämlich jene sehr seltenen, die nicht durch HP-Viren verursacht werden. Diese könnten daher auch nicht durch den HPV-Test, sondern nur mit dem PAP-Test aufgespürt werden. Das ist unsinnig. Es wäre unmöglich, einen Nutzen von Reihenuntersuchungen bei solch seltenen Krebserkrankungen nachzuweisen. Es gibt auch keinen, weil der Schaden überwiegt.

Die Lobbyisten haben sich offenbar gegen die Wissenschaft durchgesetzt. Selbst geimpfte Frauen sollen weiterhin zu einer zweifelhaften Vorsorge, die durch eine wirksame Prävention unsinnig und überflüssig geworden ist.

## TUMMELN IM DARM – DIE GROSSE DARMSPIEGELUNG

Darmpolypen kommen mit dem Alter. Bei fast der Hälfte der über 50-Jährigen sitzen sie im Dickdarm und Enddarm, einer oder mehrere. Nach ihnen wird mit der Darmspiegelung gefahndet. Die Polypen gelten als potenzielle Krebsvorstufen, vor allem die größeren. Zwar bleiben die meisten klein und harmlos, aber manche wachsen und entwickeln sich zu Krebs. Bis ein kleiner Polyp zu einem großen und dieser bösartig wird, dauert es schätzungsweise an die 10 Jahre. Das ermöglicht die frühe Entdeckung und vorbeugende Entfernung der Polypen. Die Entstehung einer Krebserkrankung kann so verhindert werden. Damit ist das Screening auf Darmkrebs nicht nur Früherkennung von Krebs, sondern auch «Vorsorge».

Es gibt verschiedene Screening-Verfahren, aber nur für das regelmäßige Testen auf Blut im Stuhl und die kleine Darmspiegelung sind die erwünschten Effekte auf die Darmkrebssterblichkeit wissenschaftlich belegt. Neun randomisierte kontrollierte Studien sind dazu durchgeführt worden. Fast eine Million Menschen haben daran teilgenommen. Über 10 bis 30 Jahre wurden die Auswirkungen des Screenings dokumentiert. Bei Betrachtung einer Zeitspanne von 10 Jahren hat das Screening 1 bis 2 von 1000 Studienteilnehmern vor einem vorzeitigen Tod durch Darmkrebs gerettet. Ein Einfluss der Früherkennung auf die Lebenserwartung insgesamt ließ sich in diesen Untersuchungen nicht nachweisen.

Mit der kleinen Darmspiegelung kann nur der Enddarm und das untere Stück des Dickdarms eingesehen werden.

Darmkrebs kann sich jedoch im gesamten Dickdarm entwickeln. In Deutschland wird daher die große Darmspiegelung, die sogenannte Koloskopie, favorisiert. Im Gegensatz zur kleinen Darmspiegelung kann mit der großen der Dickdarm vollständig inspiziert werden. Polypen können praktischerweise gleich bei der Untersuchung mit einer Schlinge oder Zange abgetragen werden. Die Experten sind sich einig, dass mit der großen Darmspiegelung noch mehr Personen vor einem vorzeitigen Darmkrebstod bewahrt werden können, vielleicht 3 bis 4 pro 1000 Getestete. Der wissenschaftliche Beweis für die Überlegenheit der Koloskopie als Screeningverfahren steht allerdings aus. Ebenso ist unbekannt, ob sich das Screening insgesamt vorteilhaft auf das Leben der Menschen auswirkt.

Tests zur Reihenuntersuchung von großen Bevölkerungsgruppen sollten eine hohe Akzeptanz finden. Sie müssen einfach, zuverlässig, billig und sicher sein. Die große Darmspiegelung ist aufwendig, teuer und nicht harmlos. Die Akzeptanz bei den Fachärzten für Magen-Darm-Erkrankungen, den Gastroenterologen, ist exzellent, sie werden reichlich entlohnt. Dagegen ist die Bereitwilligkeit der Bürger, sich der Untersuchung zu unterziehen, miserabel. Gerade einmal 2 Prozent der Anspruchsberechtigten lassen sich pro Jahr untersuchen. Seit Einführung der Koloskopie als Kassenleistung im Jahr 2002 bis einschließlich 2014 hat nur jeder Fünfte das Angebot angenommen.

Eine große Darmspiegelung will gut geplant sein. Zeit muss dafür frei gemacht werden. Für den Tag der Untersuchung kann man Urlaub nehmen oder sich krankschreiben lassen. Die Vorbereitungen beginnen bereits am Tag davor. Für die Untersuchung muss der gesamte Darm gut gereinigt sein. Das ist wichtig, weil der Doktor sonst nichts sieht. Die

Säuberung ist aber nicht einfach. Innerhalb weniger Stunden sollen 2 bis 4 Liter Flüssigkeit mit einem starken Abführmittel getrunken werden. Jeder, der die Prozedur schon einmal durchgestanden hat, weiß welche Überwindung dazu nötig ist. Die körperliche Anstrengung kann ein gesunder Mensch ertragen, für ältere oder kranke Menschen kann sie zur Tortur werden. Für ein schwaches Herz sind große Trinkmengen schwer zu verkraften. Das gilt auch für Patienten mit chronischem Nierenversagen. Sie müssen sorgsam die Flüssigkeitszufuhr bemessen. Zudem darf über viele Stunden nichts gegessen werden. Patienten, die Insulin spritzen, müssen ihre Insulindosis entsprechend anpassen. Für Insulinprofis ist das kein Problem, aber für Menschen mit einer wenig flexiblen Insulinbehandlung kann das Fasten in einer schweren Unterzuckerung enden. Ob in Deutschland alle Patienten, die zum Screening eingeladen werden, die Darmreinigung schadlos überstehen, ist nicht bekannt. Es gibt dazu keine systematische Aufzeichnung.

Auch die Darmspiegelung selbst ist nicht ohne Risiko. Fast immer wird ein Beruhigungs- oder Narkosemittel gegeben. Das Einführen des Untersuchungsgeräts in den Darm, ein langer biegsamer Schlauch, kann in seltenen Fällen die Darmwand verletzen und Blutungen oder sogar einen Darmdurchbruch verursachen. Diese Komplikationen treten eher auf, wenn Polypen entfernt werden. Schwere Blutungen oder ein Darmdurchbruch müssen im Krankenhaus behandelt werden. Sie können lebensbedrohlich sein.

Ein erhöhtes Risiko für Blutungen besteht auch für Patienten, die Medikamente zur Blutverdünnung einnehmen. Das betrifft einen zunehmend größeren Teil der Bevölkerung. Die Blutverdünnung dient meist der Vorbeugung eines Schlaganfalls, ist also eine Vorsorgemaßnahme. Für die Vorsorge von

Darmkrebs muss hier in Sorge um Komplikationen durch die Vorsorge von Schlaganfall zusätzliche Vorsorge getroffen werden.

Letztlich sind es die Älteren mit ihren chronischen Herz- und Lungenleiden, die besonders gefährdet sind durch solch eingreifende Vorsorgemanöver. Das Abführen alleine schwächt schon den Körper, dazu das Fasten, dann die Kurznarkose und schließlich die Untersuchung selbst. Anschließend muss es noch nach Hause gehen. Da kann es schon einmal zu Schwindel und einem Schwächeanfall mit Sturz und Verletzung kommen.

Bei etwa 2 von 1000 Screening-Koloskopien sollen schwerwiegende Komplikationen auftreten. Und wenn auch sehr selten, kann diese Vorsorge zum Tod führen. Wie häufig das vorkommt, bleibt spekulativ. Nur gemeldete Fälle sind bekannte Fälle. In Deutschland werden die Komplikationen von den Ärzten selbst registriert. Die Ärzte, die die Untersuchungen durchführen, melden ihre Komplikationen – oder auch nicht. Dass diese Art der Dokumentation lückenhaft ist, steht bereits fest. Die Analysen der Komplikationen basieren wesentlich auf Abrechnungsdaten. Ärzte können jedoch nur eine vollständig durchgeführte Darmspiegelung in Rechnung stellen. Darmspiegelungen, die abgebrochen werden, etwa, weil der Patient nicht mehr durchhält, werden nicht erfasst. Auch Ereignisse, die erst auftreten, nachdem der Patient die Arztpraxis verlassen hat, werden nicht planmäßig registriert. Der Sturz der älteren Frau auf der Straße und die Blutung, die sich eventuell erst nach 2 Wochen bemerkbar macht, tauchen in dieser Statistik nicht auf. Einiges deutet darauf hin, dass Komplikationen mindestens doppelt so hoch, möglicherweise sogar drei- bis viermal so hoch sein könnten wie durch die eigenen Aufzeichnungen der Ärzte ausgewiesen.

Auf der Schadenseite muss zudem berücksichtigt werden, dass es mit einer einmaligen Darmspiegelung oft nicht getan ist. Alle, bei denen ein Polyp gefunden oder abgetragen wird, sind Kandidaten für regelmäßige Kontrolluntersuchungen mit neuerlicher Koloskopie. Hier sind die deutschen Ärzte nicht sparsam. Es wird zu viel und zu oft nachuntersucht. Manchmal sogar alle 6 Monate, obwohl es sich um einen nur kleinen unauffälligen Polypen gehandelt hat. Das Risiko für schwere Komplikationen gilt auch für solche Kontrollkoloskopien, mit zunehmendem Alter und Begleiterkrankungen nimmt es zu. Die Sorge nach der Vorsorge wird zum Risiko. In der Summierung der unerwünschten Nebenwirkungen werden die Komplikationen der Kontroll- bzw. Nachsorgekoloskopien bisher nicht mitgezählt.

## NUTZEN UNBEKANNT

Was ist nun die Gesamtbilanz von Reihenuntersuchungen mit der großen Darmspiegelung? Aus wissenschaftlicher Sicht ist das eindeutig: Man kennt sie nicht. Die notwendigen randomisierten kontrollierten Studien wurden nicht durchgeführt. Erst vor einigen Jahren haben Wissenschaftler aus Europa und den USA solche Studien begonnen. Bis die Ergebnisse jedoch vorliegen, wird es noch einige Jahre dauern. In Deutschland wurden solche Studien nicht als erforderlich erachtet als Voraussetzung für die Einführung des Screenings mit der Koloskopie. Dabei sollten kontrollierte Studien auch in Deutschland möglich sein. Wissenschaftlichkeit müsste ernst genommen werden. Keine der großen randomisierten kontrollierten Studien zur Beurteilung von Nutzen und Schaden des Screenings auf Darmkrebs ist in Deutschland durchgeführt worden. Als Entschuldigung werden gerne zu strenge Datenschutzregelungen hierzulande angeführt.

Seit 2002 ist die große Darmspiegelung neben dem regelmäßigen Testen auf Blut im Stuhl eine Kassenleistung. Nicht so die kleine Darmspiegelung. Das ist erstaunlich. Ist doch der Nutzen wissenschaftlich belegt. Auch wäre die Reinigung für die Patienten weniger belastend. Das aufwendige Darmspülen zu Hause würde entfallen. Stattdessen würde es in der Arztpraxis unmittelbar vor der Untersuchung einen kleinen Einlauf geben. Allerdings müssten die Praxen dazu entsprechende Toilettenanlagen bereitstellen. Offenbar ist das keine attraktive Alternative für die Magen-Darm-Ärzte.

Immerhin gibt es zur Durchführung des Screenings mit der Koloskopie ein Konzept zur Qualitätssicherung. Mehr als 24 Millionen Menschen im Alter zwischen 55 und 75 Jahren haben Anspruch auf eine große Darmspiegelung zur Früherkennung und Vorsorge von Darmkrebs. Das erfordert flächendeckend gut ausgebildete Spezialärzte und gut ausgestattete Arztpraxen. Etwa 2000 Praxen sind bundesweit für die Durchführung der Vorsorgekoloskopien zugelassen. Die Ärzteschaft ist bemüht, eine hohe Qualität der Untersuchungen sicherzustellen. Es gibt ein umfangreiches Dokumentations- und Kontrollsystem. Die Ärzte müssen alle Schritte der Screening-Koloskopien vollständig protokollieren, um die erbrachte Leistung abrechnen zu können. Die Praxen werden stichprobenartig und unangemeldet gecheckt. Beispielsweise werden zur Sicherung der Hygiene aus den Darmrohren, den Koloskopen, Proben genommen, um die Besiedlung mit krankmachenden Keimen zu prüfen. 2003 wurde die Hygiene noch bei 16 Prozent der Praxen beanstandet, 2015 waren es 4 Prozent. Die Anstrengungen um eine Qualitätsverbesserung kommen nicht nur der Vorsorge-, sondern auch den übrigen

Koloskopien zugute. Die Aufzeichnungen der Ärzte werden auch zur Abschätzung der Auswirkungen des Screenings herangezogen.

Die verfügbaren Daten sind jedoch ungeeignet, um Nutzen und Schaden der Vorsorge vergleichend beurteilen zu können. Mangels randomisierter kontrollierter Studien muss auf wenig aussagekräftige Beobachtungsstudien, Krebsregisterdaten und Abrechnungszahlen zurückgegriffen werden. Alles, was uns an Erfolg durch das Screening präsentiert wird, sind Schätzungen und Hochrechnungen mit Annahmen, die auf unvollständigem und unsicherem Zahlenmaterial beruhen. Aus Krebsregisterdaten wird sich jedenfalls nicht ablesen lassen, ob das Screening die Sterblichkeit an Darmkrebs reduziert. Eine kontinuierliche Abnahme der Sterblichkeit an Darmkrebs gibt es schon seit 30 Jahren, also lange vor der Einführung des Screenings mit der Koloskopie. Parallel dazu hat beispielsweise auch die Sterblichkeit an Magenkrebs abgenommen, obwohl es hierzu kein Screening gibt. Patienten mit Darmkrebs und anderen Krebserkrankungen werden heute wirksamer behandelt und besser betreut. Das alleine führt schon zum Rückgang der Sterberaten. Es lässt sich nicht unterscheiden, was an Veränderung eventuell auf das Screening zurückzuführen ist. Auch ohne Screening werden schon Massen an Koloskopien durchgeführt, wenn es im Bauch zwickt und zwackt. Gründe gibt es genug, und seien es nur die Qualen durch unsere vermeintlich gesunde Ernährung. Überdosen an Obst, unverdauliche Ballaststoffe oder Zuckeraustauschstoffe scheinen immer mehr Menschen Ungemach zu bescheren. Bauchschmerzen, Blähungen und Durchfall führen deshalb auch zum Facharzt für Magen-Darm-Erkrankungen. An die 60 Prozent der Erwachsenen haben bereits eine große Darmspiegelung gehabt.

Das IQWIG hat in seiner neuen Informationsbroschüre zum Darmkrebsscreening das Erkrankungsrisiko und den Nutzen des Screenings in Zahlen präsentiert, hier ein Auszug:

> Im Alter von 50 bis 60 erkranken über die nächsten 10 Jahre 7 bis 18 von 1000 Männern an Darmkrebs und 2 bis 6 von 1000 sterben daran.
>
> Durch den regelmäßigen Stuhltest stirbt bis zu 1 von 1000 Männern weniger an Darmkrebs. Durch eine große Darmspiegelung sterben bis zu 4 von 1000 Männern weniger an Darmkrebs.
>
> Im Alter von 50 bis 65 erkranken über die nächsten 10 Jahre 5 bis 14 von 1000 Frauen an Darmkrebs und 1 bis 5 von 1000 Frauen sterben daran.
>
> Durch den regelmäßigen Stuhltest stirbt bis zu 1 von 1000 Frauen weniger an Darmkrebs. Durch eine große Darmspiegelung sterben bis zu 3 von 1000 Frauen weniger an Darmkrebs.
>
> Für den regelmäßigen Stuhltest ist eine Abnahme an Darmkrebserkrankungen nicht nachgewiesen.

Den Schaden haben jene, die Komplikationen durch das Screening erleiden, aber auch alle, die sich unnötig sorgen oder behandelt werden, obwohl sie ohnehin niemals Darmkrebs bekommen hätten.

Das Screening mit der Koloskopie erzeugt eine Flut an neuen Patienten. Bei etwa 300 bis 450 von 1000 Personen, die an einem Koloskopie-Screening teilnehmen, werden Polypen entfernt. Sämtliche Befunde bei den Kontroll- bzw. Nachsorgekoloskopien sind in dieser Bilanz noch nicht berücksichtigt. Alle Polypen, die nicht zu Darmkrebs geworden wären, die aber aufgespürt und entfernt werden, sind streng genommen Überdiagnosen und Übertherapien. Das betrifft die Mehrheit der Polypen. Ein optimaler Suchtest würde ganz gezielt nur den einen Polypen finden, der irgendwann zu Krebs wird. Zudem müsste sich der Krebs zu Lebzeiten noch unangenehm bemerkbar machen. Einen solchen perfekten Screeningtest gibt es bisher nicht. Gerne wird von Befürwortern beschwichtigt, dass Überdiagnosen in Kauf genommen werden müssten, wenn Vorsorge Leben retten soll. Auch wären dies keine Krankheiten im eigentlichen Sinn. Dennoch mag es Menschen geben, die sich ihr restliches Leben lang beunruhigen oder sogar quälen mit dem Wissen, dass sie Polypen haben oder hatten und sich weiterhin den Kontrollkoloskopien unterziehen müssen.

Die meisten Menschen, die am Screening teilnehmen, haben keinen Nutzen, da sie ohnehin niemals an Darmkrebs erkrankt wären. Keinen Nutzen haben auch jene Menschen, die zwar verdächtige Polypen haben oder sogar ein frühes Stadium von Darmkrebs, die aber an anderen Todesursachen versterben, noch bevor der Krebs zum Problem hätte werden können. Je älter und kränker die Menschen sind, umso sinnloser werden Vorsorgeuntersuchungen. Aus diesem Grund ist es wichtig, für den einzelnen Menschen zu prüfen, wie seine Lebensprognose ist. In Deutschland wird das Darmkrebsscreening daher für Menschen ab dem 75. Lebensjahr nicht mehr empfohlen.

Schließlich gibt es noch verdeckte Kollateralschäden des Screenings. Sie werden so gut wie nie systematisch erfasst. Ein unerwünschter Nebeneffekt von medizinischer Vorsorge ist zwangsläufig die Fehlbelastung der Ärzte. Gerade bei Fachärzten sind Termine kaum zeitnah zu erhalten. Wenn die

Ärzte sich nun zunehmend mit den Gedärmen von Gesunden beschäftigen, dann haben sie noch weniger Zeit für die wirklich Kranken.

In der Gesamtheit betrachtet gilt: Ja, das Screening mit der großen Darmspiegelung kann Vorsorge und Früherkennung sein. Ja, einzelne Menschen haben einen Nutzen, weil ein früher Tod durch Darmkrebs verhindert werden kann. Der eine oder andere erspart sich auch belastende Krebstherapien.

Für die Vertreter des Screenings mit der Koloskopie ist diese Vorsorge eine moderne Erfolgsstory. Die Risiken werden oft kleingeredet oder verschwiegen. Die Nutzen-Kosten-Bilanz wird als einhellig positiv präsentiert.

## GEBURTSTAGSGRÜSSE MIT TERMIN ZUR DARMSPIEGELUNG

Zu ihrem 50. Geburtstag erhielten fast 20000 Männer im Saarland ein persönliches Anschreiben ihres Gesundheitsministers mit herzlichen Glückwünschen zum runden Geburtstag. Aber die Wünsche schmeckten säuerlich. Sie waren mit dem Hinweis auf die Gefahren von Darmkrebs gespickt und enthielten eine Einladung zur Darmkrebsvorsorge. In einem ähnlichen Projekt wurden etwa 80000 Versicherte von der AOK in Baden-Württemberg angeschrieben. Wie erzählt wird, soll es Männer gegeben haben, die bereits für den Tag ihres 50. Geburtstags einen Termin für die große Darmspiegelung erhalten hatten.

Die Felix-Burda-Stiftung wirbt seit Jahren mit Prominenten für ein bevölkerungsweites Screening mit der großen Darmspiegelung. Ihre Vorsitzende, Frau Dr. Christa Maar, ist die Initiatorin und Leitfigur dieser Bewegung. Ihr Sohn Felix Burda verstarb tragischerweise mit 33 Jahren an Darmkrebs. Nach ihm wurde die Stiftung benannt. Darmkrebs ist bei jungen Menschen sehr selten und meist Folge einer erblichen Tumorneigung. Ein generelles Screening auf Darmkrebs bei Menschen unter 50 Jahren wird von Experten nicht empfohlen. Die Medienkampagnen der Felix-Burda-Stiftung sind omnipräsent und aufdringlich. 2002 wurde der erste deutsche Darmkrebsmonat ins Leben gerufen. Harald Schmidt, der sich selbst hypochondrische Eigenschaften zuschreibt, erklärte sich damals auf öffentlichen Plakaten mit dem Bekenntnis «Alle 2 Jahre sage ich JA zur Darmspiegelung! Ich gönn mir ja sonst nichts!» Die medizinischen Leitlinien empfehlen hingegen höchstens alle 10 Jahre eine Darmspiegelung. Auf den Marktplätzen unserer Städte wurden riesige rosarote begehbare Darmmodelle platziert. Schaulustige geistern durch die Gedärme und schlängeln sich um die Polypen. Zuletzt trat im ARD-Fernsehen sogar ein Kinderchor auf, um die Väter an ihre Verantwortung zu erinnern und zur Darmkrebsvorsorge zu mahnen. Die Botschaften der Kampagnen sind emotional und irreführend. Im November 2011 verkündigte die Stiftung unter dem Titel «10 Jahre Felix-Burda Stiftung: Bilanz eines Jahrzehnts für Prävention», dass die Darmkrebsvorsorge bereits mehr als 150 000 Leben gerettet hätte. Wissenschaftler der Universität Heidelberg haben damals die ersten Jahre des Screenings analysiert. Es handelte sich jedoch um Hochrechnungen und Prognosen für die kommenden Jahrzehnte. Außerdem ging es nicht um gerettete Leben, sondern um Darmkrebsfälle, die langfristig eventuell verhindert werden könnten. Voraussetzung wäre, dass die Bürger am Screening teilnehmen.

Seit Einführung des Screenings mit der Koloskopie im

Jahr 2002 sollen die Versicherten von ihren Ärzten zur Darmkrebsvorsorge beraten werden. Dazu gab es bis 2016 ein offizielles Informationsblatt zur Vorsorgekoloskopie. Die Information war jedoch in keiner Weise als Grundlage für eine informierte Entscheidung geeignet. Wichtige Informationen fehlten oder führten zu falschen Einschätzungen. So verwundert es auch nicht, dass die Bürger und Bürgerinnen ein ziemlich verzerrtes Bild über Darmkrebs und die Darmkrebsvorsorge haben. Das persönliche Risiko, an Darmkrebs zu erkranken, wird erheblich überschätzt, ebenso der mögliche Nutzen durch die Vorsorge.

Bereits im Jahr 2008 hat das Deutsche Netzwerk Evidenzbasierte Medizin Kriterien für die Information zu Krebsfrüherkennungsuntersuchungen publiziert. Propagandistische Kampagnen jedoch ignorieren solche Kriterien für ausgewogene Patienteninformationen.

Die Kampagnen werden in Allianzen mit der Ärzteschaft und den Krankenkassen geführt. Das kann bis zur Verhinderung wissenschaftsbasierter Informationen für die Bevölkerung gehen. Wir haben dazu in unserer Arbeitsgruppe der Gesundheitswissenschaften an der Universität Hamburg skurrile Erfahrungen gemacht.

In einem Projekt, das vom Bundesministerium für Bildung und Forschung gefördert wurde, haben wir eine Broschüre zum Darmkrebsscreening nach wissenschaftlichen Kriterien entwickelt und erprobt. Projektpartner war die Gmündener Ersatzkasse (GEK), die später mit der BARMER Krankenkasse fusionierte. In einer randomisierten kontrollierten Studie verglichen wir unsere neuentwickelte Broschüre mit dem offiziellen Informationsblatt der Ärzteschaft. Studienteilnehmer waren Versicherte der GEK. Die neue Broschüre konnte das Verständnis der Versicherten für das eigene Erkrankungsrisiko und für Nutzen und Schaden des Screenings deutlich verbessern. Die Arbeit wurde in einer der führenden internationalen medizinischen Fachzeitschriften, dem Britischen Ärzteblatt, im März 2011 publiziert. Dem Vertrag mit der GEK, nun BARMER/GEK entsprechend, sollte die Broschüre mit Abschluss des Projekts den Versicherten der Krankenkasse verfügbar gemacht werden. Die Umsetzung verzögerte sich jedoch mehr als 2 Jahre. Es gab zahllose Telefonate und E-Mails ohne Reaktion. Im Dezember 2011 wandten wir uns in einem persönlichen Schreiben direkt an den Vorstand der BARMER/GEK. Wir drängten auf zeitnahe Veröffentlichung der Broschüre, aber ohne Erfolg. Augenscheinlich sollten vollständige, verständliche und auf ihren Nutzen überprüfte Informationen den Versicherten vorenthalten werden. Eine plausible Erklärung für das Zurückhalten der Informationsbroschüre war nicht zu erhalten. Allerdings hatte 2010 die BARMER ein eigenes Projekt zur Darmkrebsvorsorge gestartet. Es hieß «1000 mutige Männer» und präsentierte sich als «innovatives Netzwerk-, Kommunikations- und Marketingkonzept». Männer ab 55 Jahre sollten zu einer Teilnahme an der Darmspiegelung aktiviert werden. Eine klassische Kampagne also, die informierte Entscheidungen nicht ermöglicht. Dennoch erhielt das Projekt den «Darmkrebskommunikationspreis 2010» der Deutschen Krebsgesellschaft und wurde für den Felix Burda Award 2012 nominiert. Die wissenschaftsbasierte Broschüre der Universität Hamburg wurde erst im Mai 2013 auf der Internetseite der BARMER/GEK veröffentlicht.

Die Interessen der Krankenkassen decken sich nicht zwangsläufig mit wissenschaftlichen Erkenntnissen. Marketing und Wettbewerb bestimmen allzu oft Projekte der Krankenkassen.

Seit 2017 werden in Deutschland die anspruchsberechtigten Bürger und Bürgerinnen mit einem persönlichen Schreiben zur Teilnahme am Darmkrebsscreening eingeladen. Zusammen mit dem Einladungsschreiben wird auch eine neue Informationsbroschüre verschickt. Sie wurde vom IQWIG entwickelt und erfüllt die Kriterien für gute Gesundheitsinformationen. Sie soll den Bürgern und Bürgerinnen eine informierte Entscheidung für oder gegen das Screening ermöglichen.

## SCREENING AUF HAUTKREBS – ZU WESSEN VORTEIL?

Ich erinnere mich, es muss schon mehr als 20 Jahre her sein. Damals wurde auf riesigen Werbeplakaten an öffentlichen Orten zur Fahndung nach Hautkrebs aufgerufen. Zwei makellose nackte Körper, umschlungen in ihrem Bett, ermahnten den Betrachter, keine Gelegenheit ungenutzt zu lassen, um den Partner nach verdächtigen Hautflecken abzusuchen. Ob diese Vorsorge Menschenleben rettet, bleibt zweifelhaft.

Inzwischen haben die Bürger in Deutschland ab dem 35. Lebensjahr Anspruch auf eine Ganzkörperuntersuchung durch den Hausarzt oder einen Facharzt für Hautkrankheiten, dem Dermatologen. Seit 2008 zahlen die gesetzlichen Krankenkassen alle 2 Jahre für eine solche Früherkennungsuntersuchung. Mittlerweile übertreffen sich die Krankenkassen in ihrem Wettbewerb um junge gesunde Versicherte und bieten kostenloses Screening auf Hautkrebs auch schon bei Kindern und Jugendlichen an.

Anders in den USA. Dort hat im Juli 2016 ein Fachgremium der amerikanischen Gesundheitsbehörde neuerlich festgestellt, dass ein allgemeines Screening auf Hautkrebs nicht empfohlen werden kann. Die unabhängige Expertengruppe hat ihr Urteil aus früheren Jahren bekräftigt und folglich von einer Reihenuntersuchung abgeraten. Die Wissenschaftler haben gewissenhaft die Literatur analysiert. Das Ergebnis ist enttäuschend. Das Datenmaterial ist so dürftig, dass eine Abschätzung von Nutzen und Schaden des Screenings gar nicht möglich ist. Es ließen sich keine Anhaltspunkte finden, dass die Früherkennung Tod durch Hautkrebs verhindern kann. Wenn überhaupt, müssten 100 000 Menschen untersucht werden, um eventuell einen Todesfall an schwarzem Hautkrebs abzuwenden. Aber selbst das bliebe spekulativ. Andererseits wäre diese Vorsorgemaßnahme nicht harmlos. Sie führt zu Überdiagnosen und Übertherapien. Die Auswirkungen sind unnötige Operationen mit unschönen Narben.

Großes Unbehagen macht sich breit beim Lesen jenes Teils des Berichts, in dem es um die Bewertung des deutschen Programms zum Hautkrebsscreening geht. Als einzigem Land der Welt wurde hier ein generelles Hautkrebsscreening eingeführt, obwohl es keinen wissenschaftlichen Beleg für den Nutzen des Screenings gibt. Selbst Australien hat sich gegen ein bevölkerungsweites Screening entschieden, obwohl die hellhäutigen Bürger dort durch die intensive Sonneneinstrahlung als besonders gefährdet gelten. Die amerikanischen Experten haben sich genau jene Studien angesehen, die als Beweismaterial zur Rechtfertigung des Screenings in Deutschland präsentiert werden. Dabei handelt es sich vorrangig um Untersuchungen aus Schleswig-Holstein. Dort wurde probeweise vor mehr als 10 Jahren ein Hautkrebsscreening durchgeführt. Die Initiatoren des Projekts glaubten damals beobachten zu können, dass infolge des Screenings weniger Menschen an schwarzem Hautkrebs versterben. Auch wenn ein solches Projekt wertvoll sein kann, lassen sich daraus keine weitreichenden Schlussfolgerungen ziehen. Es handelt sich um eine nichtkontrollierte Studie in einem nur kleinen Bundesland. Um verlässliche Aussagen zu Nutzen und Schaden von Reihenuntersuchungen auf Hautkrebs zu erhalten, müssten gut geplante randomisierte kontrollierte Untersuchungen an sehr viel größeren Bevölkerungsgruppen erfolgen. Die amerikanischen Kollegen bewerten die Studien aus Deutschland als qualitativ unzureichend und ungeeignet für den Nachweis des Nutzens von Hautkrebsscreening.

Verstörend ist, dass auch die medizinische Leitlinie der deutschen Hautärzte zur Prävention von Hautkrebs das Screening befürwortet und eine Abnahme der Sterblichkeit an Hautkrebs postuliert. Die Ersteller der Leitlinie nutzen die Arbeiten aus Schleswig-Holstein besonders unkritisch. Allerdings sind die Autoren der Leitlinie auch jene der Schleswig-Holstein-Studien. Aktuelle Auswertungen des deutschen Krebsregisters zeigen inzwischen, dass es mit Einführung des Screenings zu keiner Abnahme der Sterblichkeit gekommen ist. Im Gegenteil, es gibt eher einen Trend zu einer Zunahme. Die Ergebnisse aus Norddeutschland ließen sich nicht bestätigen. Selbst der Urheber des Schleswig-Holstein-Projekts, der auch die neue Auswertung der deutschlandweiten Daten mitverantwortet, fordert eine Korrektur der medizinischen Leitlinie. Diese Anpassung ist bisher nicht erfolgt. Das Screening wird weitergeführt.

Auch wenn diese Reihenuntersuchungen keinen Nutzen für die Patienten haben, so sind sie doch ertragreich für die Ärzte. Sie erhalten gutes Geld für diese Untersuchungen an Gesunden. Die Hautärzte preisen auch gleich noch zusätzliche Untersuchungen mit besonderen Lupen an. Diese muss der Patient mit einem Aufpreis selbst bezahlen. Sie sollen aussagekräftiger sein als die Untersuchung, die die Krankenkasse vergütet. Aber auch hierzu fehlt der wissenschaftliche Beweis.

Eine Untersuchung auf Hautkrebs dauert etwa 20 Minuten. Es soll der gesamte Körper inspiziert werden, einschließlich Kopfhaut, Fußsohlen, Pobacken, After und äußeres Genitale. Fast eine halbe Stunde alleine mit dem Arzt, das ist etwas, was Patienten ansonsten bestenfalls bei schweren

Krankheiten und folgenschweren Entscheidungen erhalten. Es verwundert daher nicht, dass Patienten mit dem kassenärztlichen Angebot höchst zufrieden sind. Auch die Ärzte finden es sicher angenehm, sich mit Gesunden zu beschäftigen und nicht nur mit kranken Menschen, die jammern und klagen. Für die wirklich Kranken, jene mit den eitrigen und juckenden Ausschlägen, bleibt hingegen noch weniger Zeit.

Ob Vorsorgeuntersuchungen von den Krankenkassen bezahlt werden, bestimmt der Gemeinsame Bundesausschuss (G-BA). Dies ist ein Gremium von Krankenkassen, Krankenhäusern und niedergelassenen Ärzten und Zahnärzten. Patienten sitzen als Berater mit am Tisch, sind an den Entscheidungen jedoch nicht beteiligt. Da die Ärzte und Krankenkassen die Mehrheit haben, geht es nicht immer vorrangig um das Wohl der Patienten und auch nicht um wissenschaftliche Beweise, wie es eigentlich sein sollte. Das ursprüngliche Gutachten zum Hautkrebsscreening, das augenscheinlich Befürworter des Screenings für den G-BA erstellt hatten, sah nur Vorteile, aber keinen Schaden durch das Screening. Der Schaden konnte zwar mangels Studien gar nicht beurteilt werden, aber man ging einfach davon aus, dass das Hautkrebsscreening doch ganz harmlos wäre. Die sogenannten Überdiagnosen und die Auswirkungen auf die Psyche wurden nicht berücksichtigt. Welche Ängste haben Menschen mit einem Befund «schwarzer Hautkrebs», den es ohne Screening vielleicht gar nie gegeben hätte?

Was ist das Problem? Hautkrebs ist nicht gleich Hautkrebs. Meistens handelt es sich um den sogenannten weißen Hautkrebs. Er tritt erst im Erwachsenenalter auf und ist Folge der Alterung unserer Haut, durch Umwelteinflüsse und vor allem durch Sonnenschäden. Nur selten führt er zum Tod. Durch eine Operation ist der Patient üblicherweise geheilt. Eine schlechte Prognose hat der schwarze Hautkrebs, das sogenannte Melanom. Es ist vergleichsweise selten. Wenn Screening sinnvoll sein soll, dann müssen weniger Menschen am Melanom versterben. Dieser Nachweis ist bisher nicht erbracht worden (Tabelle «Sterbefälle mit und ohne Hautkrebsscreening», S. 112).

## VIEL AUFWAND, VIEL SCHADEN

Was hat das Screening auf Hautkrebs in Deutschland gebracht? Erstaunlicherweise gibt es dazu keine verlässlichen Informationen. Das Screening wurde eingeführt ohne ein Konzept, wie man die Auswirkungen erfassen kann. Es gibt keine systematische Sicherung der Qualität und keine Möglichkeit, den Nutzen und Schaden zu bewerten. Das ist blamabel, war aber durchaus von Anfang an bekannt und wurde in Kauf genommen. Den Schaden haben alle. Als Gutgläubige, die wir an den Untersuchungen teilnehmen und als Versicherte, die wir über unsere Krankenkassen das Hautkrebsscreening und seine Folgen, wie unnötige Operationen oder Dienstausfälle, bezahlen.

Das wenige was an Daten vorliegt, gibt Anlass zur Sorge. Die BARMER/GEK-Krankenkasse hat für das Jahr 2014 geschätzt, dass etwa 5 Prozent (5000 von 100000) der Personen, die am Hautkrebsscreening teilnahmen, eine Operation zur Entfernung von verdächtigen Hautveränderungen erhielten. Nach dem Qualitätsbericht des G-BA wurde bei 2,4 Prozent (2400 von 100000) der Untersuchten ein Verdacht auf Melanom ausgesprochen. Ein Melanom ist jedoch höchstens bei 0,05 Prozent (50 von 100000) zu erwarten.

Was ist mit den übrigen Personen passiert? Sie haben Befunde erhalten, die weiter abgeklärt werden mussten, durch Gewebeentfernung. Nach Schätzungen gab es schließlich aber immer noch für 0,12 Prozent (120 von 100 000) eine endgültige Diagnose Melanom. Aus den USA gibt es ähnliche Ergebnisse. Es kommt zu einer Verdoppelung bis Verdreifachung von Melanom-Diagnosen. Dabei handelt es sich fast ausschließlich um frühe Stadien, ohne dass es langfristig zu einer Abnahme an fortgeschrittenen Stadien kommt. Das bedeutet, dass eine große Gruppe gesunder Personen falsche Verdachtsbefunde oder sogar eine Krebsdiagnose erhalten, die es ohne Screening nicht gegeben hätte. Zudem muss angenommen werden, dass die meisten dieser Betroffenen fälschlicherweise meinen, dass sie durch die Teilnahme am Screening vor einem vorzeitigen Krebstod bewahrt wurden. Zu Unrecht. Das Gegenteil ist der Fall, denn für die Mehrheit gilt, dass aus Gesunden Kranke wurden. Es handelt sich auch hier um Überdiagnosen und Übertherapien.

Von manchen Ärzten wird vehement bestritten, dass es sich um falsche oder unnötige Diagnosen handelt. Sie sind überzeugt, dass es tatsächlich die Krebsvorstufe oder Krebs im Frühstadium ist, die beim Screening gefunden wird. Es ist erstaunlich, welchem Selbstbetrug hier die Ärzte erliegen. Oder ist dies eher dem mangelnden Verständnis für die Grenzen von Früherkennungsmaßnahmen geschuldet? Wie soll es plötzlich, mit der Einführung des Screenings, zu einer so drastischen und vor allem anhaltenden Zunahme an Melanomen kommen, ohne dass fortgeschrittener Krebs bei Diagnose und die Sterblichkeit abnehmen?

Trotzdem stellt sich die Frage, was die Ärzte eigentlich finden in den Untersuchungen und als Krebs klassifizieren? Es ist gut belegt, dass die Befunde unsicher sind, vor allem wenn es um die Abgrenzung der gutartigen von den bösartigen Hautveränderungen geht. Aus den USA gab es dazu schon vor Jahren frappierende Studienergebnisse. Die führenden Experten hatten ihre Gewebeproben ausgetauscht und unabhängig voneinander beurteilt. Die Übereinstimmung war erstaunlich schlecht. Auch neuere Studien zeigen solche Ergebnisse. Die Pathologen, also die Fachexperten, die die Hautproben im Labor untersuchen, stimmen nicht immer in ihren Bewertungen überein. Das bedeutet nicht, dass sie schlechte Pathologen sind. Es geht einfach nicht besser. Heutige Methoden können nicht eindeutig feststellen, ob das, was wie früher Krebs aussieht, wirklich etwas ist, was zu einem Krebs geworden wäre, der dem Patienten das Leben verkürzt hätte.

Eine Möglichkeit, mehr Sicherheit zu den Befunden zu erhalten, ist die doppelte Befundung. Für das Screening mit der Mammographie ist dieses Vorgehen fester Bestandteil des qualitätsgesicherten Programms in Deutschland. Nicht so für das Hautkrebsscreening. Es gibt keine zweite unabhängige Beurteilung der Gewebeproben durch einen anderen Pathologen in einem anderen Labor. Und selbst dann, wenn sich die Pathologen einig sind, kann das Ergebnis die Diagnose Melanom ergeben, obwohl sich das Gewebe niemals zu einem gefährlichen schwarzen Krebs entwickelt hätte, wäre es im Körper verblieben.

Es mag nicht verwundern, dass es allen voran die niedergelassenen Hautärzte sind, die das Screening unvermindert verteidigen, trotz aller Indizien, die gegen diese Reihenuntersuchungen sprechen. Im Sommer 2015 hat der Bundesverband der Deutschen Dermatologen sogar Klage gegen das Erste Deutsche Fernsehen ARD erhoben. Die ärztlichen Standesvertreter haben einen renommierten Berliner Medienanwalt beauftragt, Beschwerde beim Rundfunkrat des Senders Radio Berlin Brandenburg einzureichen. Es ging um einen Fernsehbeitrag des Magazins *Kontraste*, der am 16. April 2015 gesendet wurde. Bereits der Titel fasste den Inhalt treffend zusammen: «Spiel mit der Angst – Hunderte Millionen Euro für sinnloses Hautkrebsscreening vergeudet». Die anwaltlich vorgetragene Aufforderung an den Fernsehsender, einzelne Tatsachenbehauptungen nicht weiter zu verbreiten, hat der Sender nach kurzer Bedenkzeit zurückgewiesen. Er machte geltend, es handele sich um Kommentierungen, die durch die im Grundgesetz garantierte Meinungsfreiheit gedeckt seien. Danach hatte der Berufsverband Verbandsklage eingereicht. Diese Klage ist vom Berliner Landgericht jedoch zurückgewiesen worden.

Nach wissenschaftlichen Kriterien sollte das Hautkrebsscreening, wie es derzeit durchgeführt wird, gestoppt werden. Dafür scheint sich jedoch keine Mehrheit zu finden. Die Hautärzte sind ohnehin damit zufrieden, die Bürger auch, und die wenigen kritischen Stimmen werden einfach überhört. Zustimmung fand offensichtlich lediglich die Forderung der Hautärzte nach einer besseren Vergütung des Hautchecks. Als Gegenleistung sollen zukünftig die Abläufe in den Praxen besser dokumentiert werden. Nur lässt sich auf diese Weise niemals feststellen, ob das Screening überhaupt einen Nutzen hat. Bestenfalls wird es bessere Daten geben, um das Ausmaß des Schadens bemessen zu können. Vielleicht kann der Schaden damit begrenzt werden. Erstaunlich, dass uns das genügt. Die Kosten für das Hautkrebsscreening pro Jahr sollen sich auf 130 Mio. Euro belaufen.

Nach den Richtlinien für die Ärzte muss es auch zum Hautkrebsscreening vor der Untersuchung eine Aufklärung der Versicherten geben. Der fehlende Nachweis eines Nutzens, das Risiko für falsche Diagnosen und unnötige Operationen müssten in verständlicher Form präsentiert werden. Dokumentationen zum Grad der Umsetzung der Informationsprozesse fehlen.

## SINNVOLLER SCHUTZ DER HAUT

Früher waren es die Straßenarbeiter, die in der prallen Hitze mit bloßem Oberkörper den Asphalt auftrugen. Heute grillen die Urlauber ihre Haut in der Sonne oder im Solarium. Frühes Altern der Haut ist die Folge. Nicht nur die Falten graben sich tiefer, sondern auch die Flecken machen sich breit. Und diese können durchaus auch zum Hautkrebs werden. Zwar langsam und meist nicht tödlich, aber lästig, es muss operiert werden, wenn man Pech hat, mehrfach und kosmetisch nicht immer erfreulich. Da wir heute so alt werden, kann es fast jeden Zweiten treffen. Und Vorsorge ist hier vernünftig und hilft. Am einfachsten und billigsten ist der Schutz durch Kleidung, der Hut auf dem Kopf und das langärmelige Hemd.

Aber auch der Durst nach Sonne will und soll gestillt werden. Für Sonnenhungrige ist das Licht Balsam für die Seele. Das Gemüt erhellt sich. Die Knochen brauchen die Sonne – sie aktiviert die Vitamin-D-Bildung in unserer Haut. Die richtige Dosierung ist hier gefragt. Die komplette Verhüllung schon kleiner Kinder am Strand ist ebenso unsinnig wie die ständige Angst vor Sonnenstrahlen.

## Sterbefälle mit und ohne Hautkrebsscreening

Die Tabelle zeigt die Anzahl der verstorbenen Personen pro 100 000 Erwachsene pro Jahr für die Bevölkerung in Deutschland, die älter als 35 Jahre ist. Für die Gruppe der jüngeren Personen sind die Sterbefälle geringer, für ältere Personen höher als die angegebenen Durchschnittswerte. Es handelt sich um grobe Schätzwerte.

**Tabelle: Melanom – eine seltene Todesursache**

| | **Ohne Hautkrebsscreening** Anzahl pro 100 000 Personen pro Jahr | **Mit Hautkrebsscreening** Anzahl pro 100 000 Personen pro Jahr |
|---|---|---|
| **Sterbefälle** | | |
| Alle Todesursachen | 1300 | 1300 |
| Krebs gesamt | 350 | 350 |
| Melanom | 5 | 5 |

Die Tabelle soll vor allem Dimensionen deutlich machen. Im Vergleich zu anderen Todesursachen ist der Tod durch schwarzen Hautkrebs sehr selten.

## Die Suche nach dem schwarzen Hautkrebs (Melanom)

Folgende Annahmen werden gemacht:

- 50 von 100 000 untersuchten Erwachsenen (0,05 Prozent) haben ein Melanom,
- bei der Untersuchung werden 40 von den 50 Melanomen gefunden,
- von den 99 950 Personen, die kein Melanom haben, erhalten 2360 einen falschen Verdachtsbefund.

**Tabelle: Falscher Verdacht bei der Ganzkörperuntersuchung**

| | Melanom | Kein Melanom | Gesamt |
|---|---|---|---|
| Test positiv | 40 | 2360 | 2400 |
| Test negativ | 10 | 97 590 | 97 600 |
| Gesamt | 50 | 99 950 | 100 000 |

**Erklärungen:**

Von 100 000 untersuchten Personen erhalten 2400 (2,4 Prozent) einen Verdachtsbefund Melanom, das Testergebnis ist positiv. Die verdächtige Hautveränderung wird durch Operation entfernt. Von den 2400 Personen, die einen Verdachtsbefund Melanom erhalten, liegt in Wirklichkeit aber nur bei 40 (1,7 Prozent) ein Melanom vor.

Die Sicherheit, ob kein Melanom vorliegt, kann durch die Untersuchung kaum verbessert werden, da bereits vor Untersuchung die Wahrscheinlichkeit schon bei 99,95 Prozent liegt.

# PROSTATAKREBS – WENN DER WILLE FEHLT, WISSEN ZU WOLLEN

## DAS FORSCHUNGSDESASTER

Selten gelingen in Deutschland große aussagekräftige, sogenannte randomisierte kontrollierte Studien zu wichtigen Fragestellungen, die für Patienten wirklich von Bedeutung sind. International gesehen, steht Deutschland hier ziemlich ruhmlos da. Solche Forschungsvorhaben können nur Erfolg haben, wenn viele Kliniken und Arztpraxen zusammenarbeiten. Die Ärzte müssen sich dem Projekt verschreiben, sich verbindlich verpflichten, ihren Beitrag zu leisten. Es braucht einen gemeinsamen Willen, Wissen zu schaffen. Die PREFERE-Studie ist das jüngste Beispiel für das Scheitern eines solchen Projekts. Die Studie hatte ein wichtiges Anliegen. Durch das Screening auf Prostatakrebs mit dem PSA-Test gibt es viele Diagnosen von Prostatakrebs im Frühstadium. Ein erheblicher Anteil davon sind Überdiagnosen. Das sind Krebserkrankungen, die es ohne die Früherkennungstests nicht gäbe. Trotzdem werden fast alle Männer umgehend behandelt, noch dazu sehr unterschiedlich. Dabei ist nicht geklärt, welches Vorgehen für welchen Patienten den größten Nutzen hat. In der PREFERE-Studie sollten deshalb vier wichtige Behandlungsverfahren bei frühem Prostatakrebs sorgfältig verglichen werden: die radikale Operation zur Entfernung der Prostata, zwei verschiedene Formen von Strahlentherapie und die sogenannte aktive Überwachung, bei der vorerst keine weitere Therapie erfolgt. Die Wissenschaftler wollten vor allem auch die Risiken und Nebenwirkungen der vier Behandlungswege analysieren. Die PREFERE-Studie sollte den Männern und Ärzten bessere Entscheidungen ermöglichen.

Bevölkerungsweite Reihenuntersuchungen auf Prostatakrebs mit dem PSA-Test werden in Deutschland, wie auch in vielen anderen Ländern, nicht empfohlen. Die gesetzlichen Krankenkassen zahlen den Test nicht. Der Grund dafür: Die wissenschaftlichen Daten überzeugen nicht, dass das Screening mehr nutzt als schadet. Es bleibt unsicher, ob vielleicht einer von 1000 Männern über 10 Jahre weniger an Prostatakrebs stirbt. Die Experten streiten dazu trefflich. Eindeutig belegt ist jedoch der Schaden dieser Früherkennung. Es gibt unnötige Operationen, Strahlenbehandlungen und Hormontherapien. Die Risiken für die Männer sind Inkontinenz und Impotenz. Jeder vierte Mann muss infolge der Operation wegen unfreiwilligem Harnverlust dauerhaft Einlagen, teils sogar Windeln, tragen.

Auch die ständigen Kontrolluntersuchungen sind nicht harmlos. Werden Gewebeproben aus der Prostata entnommen, können Komplikationen auftreten. Gelegentlich ist dann sogar eine Behandlung im Krankenhaus notwendig.

Trotzdem wird in Deutschland reichlich getestet. Die niedergelassenen Urologen sind offenbar überzeugt, dass das Screening hilft. In jedem Fall ist es ein Gewinn für die Arztpraxen. Die PSA-Tests können durch die Ärzte als IGEL, eine sogenannte individuelle Gesundheitsleistung, privat abgerechnet werden. Der Patient zahlt den Test selbst. Die Nachfolgekosten zur Abklärung von Verdachtsbefunden übernimmt die Krankenkasse. Ergebnis ist eine dramatische Zunahme an Diagnosen von Prostatakrebs, ohne dass dadurch merklich weniger Menschen sterben. Es gibt heute in Deutschland eine Vielzahl an Männern mit grenzwertigen Befunden von PSA-Tests und Überdiagnosen von Prostatakrebs. Das heißt, ein erheblicher Anteil der getesteten Männer erhält unklare Testergebnisse oder eine Krebsdiagnose und Therapie, die sie ohne Screening zu Lebzeiten nicht bekommen hätten. Und es hätte im Leben auch kein Problem gemacht.

Wenn erst einmal ein Krebs diagnostiziert ist, dann wird auch gehandelt, also behandelt. Die meisten Menschen können Ungewissheit nur schlecht ertragen. Das Debakel besteht jedoch darin, dass es gar nicht klar ist, welche Behandlung für welchen Patienten die beste ist. Weitere Studien zur Klärung sind also durchaus erwünscht. Das haben die Studienleiter der PREFERE-Studie auch so gesehen. Die Onkologen in Deutschland, das sind die Spezialisten für Krebserkrankungen, waren mehrheitlich überzeugt von der Sinnhaftigkeit der Studie. Zur erfolgreichen Durchführung des Projekts waren die Wissenschaftler jedoch auf die Unterstützung der Urologen in den Arztpraxen und Krankenhauszentren angewiesen. Sie sollten die Patienten für die Studie gewinnen. In anderen Ländern, wie den USA, England, Dänemark oder Schweden werden solche Forschungsprojekte immer wieder mit großem Erfolg organisiert und durchgeführt.

Den Studienplanern der PREFERE-Studie ist es sogar geglückt, 25 Millionen Euro für die Finanzierung einzusammeln. Auch hat diese Studie in vorbildlicher Weise Informationsangebote für die Männer vorgehalten. Die Materialien wurden als Entscheidungshilfen in gedruckter Form und als Videos zur Verfügung gestellt. Die Männer sollten umfassend über die Studie aufgeklärt und in Entscheidungen mit einbezogen werden. Dennoch musste das Projekt kürzlich abgebrochen werden. Die Urologen haben ihre Unterstützung verweigert. Sie haben nicht die notwendige Anzahl an Patienten für die Studie eingeschlossen.

Das Deutsche Ärzteblatt betitelt das Moratorium der PREFERE-Studie im Dezember 2016 mit «Statt Meilenstein ein Desaster». Bis 2017 sollten rund 7600 Teilnehmer für die Studie gewonnen werden. Letztlich waren es nur etwa 500. Die Urologen haben nicht ihren Beitrag geleistet. Beklagt wird, dass die Ärzte den betroffenen Männern nicht alle vier Therapieoptionen in der Beratung gleichwertig zur Auswahl gestellt hätten. Patienten würden nicht neutral über die verschiedenen Behandlungswege aufgeklärt. Offenbar ging es eher um die Vorlieben des jeweiligen Urologen und nicht um die Wünsche der betroffenen Männer. Experten beklagen, dass es in Deutschland eher vom Zufall abhängt als vom wissenschaftlichen Erkenntnisstand, wie Patienten behandelt werden. So war es wohl auch in dieser Studie.

Auch wenn die Studie nun vorzeitig beendet wurde, gibt es erstaunliche Erkenntnisse. So musste ein erheblicher Anteil der bereits in die Untersuchung aufgenommen Patienten wieder aus der Studie ausgeschlossen werden, weil die Diagnose falsch war. Üblicherweise werden die Gewebeproben nur von einem Pathologen beurteilt. In der PREFERE-Studie gab es jedoch eine Begutachtung durch einen zweiten Experten. Es wirkt bedrückend, wenn man daraus ableiten muss, dass außerhalb solcher Studien viele Diagnosen nicht richtig sind und die Patienten daher zu viel, zu wenig oder die falsche Behandlung erhalten.

Trotzdem werden weiterhin ohne Qualitätssicherung PSA-Tests zur Früherkennung von Prostatakrebs durchgeführt. Qualitätskontrolle von Diagnose, Beratung und Behandlung scheint aktuell nur im Rahmen von klinischen Studien gegeben zu sein. Bedauerlich, dass die Männer nun nicht einmal mehr an der PREFER-Studie teilnehmen können, um beste Behandlungsqualität zu erhalten.

Ärztliches Handeln in einer klinischen Studie bedeutet, dass Entscheidungen nachvollziehbar begründet und dokumentiert werden müssen. Es wäre ein Handeln, das sich einer Qualitätssicherung durch Überprüfbarkeit unterzieht. Dagegen scheinen die Ärzte Vorbehalte zu haben. Die Ärzte wollen offenbar nichts von ihrer missverstandenen Therapiefreiheit aufgeben. Das ist zum Schaden der Patienten.

## WISSENSCHAFTSMÜLL AUS DER ARZTPRAXIS

Nun ist es jedoch nicht so, dass niedergelassene Ärzte in Deutschland nicht an Studien teilnehmen. Im Gegenteil, es wird eine Unmenge an Anwendungsbeobachtungen, sogenannten Postmarketingstudien, gemacht. Diese Projekte werden üblicherweise von der Pharmaindustrie geplant und durchgeführt. Die Ärzte werden für solche Studien gut entlohnt.

Vordergründig sollen sie der Überwachung der Sicherheit von neu zugelassenen Medikamenten dienen. Allerdings besteht seit langem der Verdacht, dass diese Postmarketingstudien eher die Verschreibung und Anwendung bestimmter Produkte befördern sollen als die Wissenschaft.

Eine Autorengruppe aus Deutschland hat kürzlich in Zusammenarbeit mit *Transparency International* in der renommierten Fachzeitschrift *British Medical Journal* eine Arbeit publiziert, die den Beitrag dieser Anwendungsbeobachtungen in Deutschland analysiert.

In Deutschland müssen alle Postmarketingstudien registriert werden. Trotzdem hatten die Wissenschaftler anfangs keinen Zugriff auf die Daten und die Ergebnisse der Studien. Erst durch ein Urteil des Verwaltungsgerichts Berlin sahen sich die Firmen und Behörden gezwungen, den Forschern die Unterlagen zur Verfügung zu stellen. Danach konnten diese die etwa 7000 Originaldokumente auswerten. Für die Jahre 2008 bis 2010 wurden 558 Postmarketingstudien erfasst. Insgesamt haben in Deutschland in dieser Zeit bis zu 126 000 Ärzte teilgenommen. Sie haben in nur 3 Jahren mehr als eine Million Patienten in diese Studien eingeschlossen. Durchschnittlich erhielt ein Arzt pro Patient 200 Euro, meist für einen minimalen Arbeitsaufwand. Honorare von insgesamt 217 Millionen Euro wurden von der Industrie an die Ärzte in dieser Zeit für diese Anwendungsstudien bezahlt. So die Auswertungen der Wissenschaftler.

Im Gegensatz zur PREFERE-Studie tragen diese Erhebungen in den Arztpraxen jedoch nicht zur Gewinnung von Wissen bei. Sie sind Wissenschaftsmüll, wie die Forscher aufgedeckt haben. Nur ein Drittel der getesteten Produkte waren überhaupt kürzlich neu zugelassene Medikamente. Zudem waren die meisten Ergebnisse strikt vertraulich. Insgesamt konnten zu den 558 Studien nur fünf wissenschaftliche Publikationen in medizinischen Bibliotheken und Datenbanken gefunden werden. Nach ethischen Kriterien für gute Wissenschaft müssten aber alle Ergebnisse publiziert werden. Nur so können sie überhaupt genutzt werden. Erstaunlicherweise war keine einzige Meldung zu einer unerwünschten Nebenwirkung eines Medikaments identifizierbar. Und das, obwohl mehr als eine Million Patienten behandelt wurden.

Die Autoren schlussfolgern, dass diese Anwendungsstudien die Medikamentensicherheit nicht verbessern. Jede Studie für sich genommen ist zu klein, um überhaupt seltene Ereignisse identifizieren zu können. Viele teilnehmende Ärzte würden zudem von den Sponsoren verpflichtet, Vertraulichkeit zu wahren.

Das *arznei-telegramm*, eine unabhängige Fachzeitschrift, weist in einem Kommentar zu dieser Studie neuerlich darauf hin, dass laut Deutschem Arzneimittelgesetz Postmarketingstudien dem Erkenntnisgewinn nach der Zulassung eines neuen Medikaments und der Arzneimittelsicherheit dienen sollen. Nach der aktuellen Untersuchung der Arbeitsgruppe *Transparency International* erfüllen die analysierten Postmarketingstudien in Deutschland diese gesetzlichen Aufgaben nicht.

Das Fazit ist verstörend. Wichtige Forschungsprojekte wie die PREFERE-Studie sind offenbar weiterhin nicht in Deutschland durchführbar. Die niedergelassenen Ärzte können nicht zur Kooperation bewogen werden. Hingegen lassen sich Praxen in Deutschland gut bezahlen für sinnlose Studien der Pharmaindustrie.

Wissen die Patienten, dass sie an nutzlosen Marketingstudien teilnehmen, für die ihre Ärzte Geld erhalten?

# WIENER WALZER ZUM HODENCHECK

Die Urologie hat sich etwas Neues ausgedacht: den Hodencheck zum Screening auf Hodenkrebs schon für Jugendliche und Männer unter 45 Jahre. Die Deutsche Gesellschaft für Urologie wirbt Ende März 2017 mit einer Themenwoche für die Selbstuntersuchung. Die Internetseite *www.hodencheck.de* soll Informationen liefern. «Entscheidendes Handspiel» heißt dort der Video-Clip, in dem die Jugendlichen erfahren sollen, um welches Organ es sich handelt. Offensichtlich im Schnappschuss ertappte junge Männer im Mannschaftssportdress demonstrieren, worum es geht: «Endlich die Eier in die Hand zu nehmen». Warum ausgerechnet der Donauwalzer als Hintergrundmusik erklingt, bleibt mysteriös.

Nun zählt der Hodenkrebs zu den Erfolgsgeschichten der modernen Medizin. An die 95 Prozent der Erkrankten können geheilt werden, ohne Screening, selbst wenn der Krebs schon weiter fortgeschritten ist.

Hodenkrebs ist zudem eine sehr seltene Krebserkrankung. Etwa 10 von 100 000 Männern erhalten pro Jahr eine Diagnose Hodenkrebs. Im Jahr 2012 verstarben in Deutschland 179 Männer an Hodenkrebs, im Vergleich dazu etwa 30 000 an Lungenkrebs. Die Erkrankung verursacht hierzulande nur etwa 0,2 Prozent aller Todesfälle durch Krebs bei Männern. Maximal erhalten 2 von 1000 jüngeren Männern über einen Zeitraum von 10 Jahren eine Diagnose Hodenkrebs. Früherkennung hat daher schon rein theoretisch keine Chancen, zumal es keinen guten Test zur Früherkennung gibt. Zum Nutzen des regelmäßigen Abtastens der Hoden fehlen aussagekräftige Studien. Es ist unbekannt, wie gut der Test Krebs tatsächlich erkennen kann und wie viele falsche Befunde es beim regelmäßigen Suchen nach Hodenkrebs gibt. Rein rechnerisch könnte selbst ein guter Test kaum weiterhelfen. Die Wahrscheinlichkeit, dass bei einem verdächtigen Befund tatsächlich Hodenkrebs vorliegt, ist kaum höher, als wenn man das Selbstabtasten seinlässt.

So hat es auch das Expertengremium der US-amerikanischen Arbeitsgruppe zur Prävention von Krankheiten, das USPSTF, gesehen. In ihrem Gutachten wird von einem Screening auf Hodenkrebs ausdrücklich abgeraten. Die Wissenschaftler verweisen darauf, dass die Erkrankung zu selten und Heilung ohnehin in fast allen Fällen möglich ist. Sie betonen, dass es keine wissenschaftlichen Belege gibt, dass systematisches Selbstabtasten oder das Abtasten durch den Arzt die Prognose verbessern könnten.

Wissenschaftliche Fakten scheinen die deutschen Urologen offenbar aber nicht zu berühren. Vergeblich sucht man daher auch auf der Internetseite nach einer fachlichen Begründung für das neugeborene Screening-Projekt. Es gibt keine einzige Angabe zu einer wissenschaftlichen Quelle, die geeignet wäre, nachvollziehbar diese medizinische Maßnahme zu rechtfertigen.

Noch verstörender ist, dass es keinerlei Informationsmaterial gibt, das dem Anspruch einer wissenschaftsgerechten Aufklärung zu Nutzen und Schaden des Screenings entsprechen würde. Stattdessen findet man lediglich Kampagnenbotschaften.

Bereits Jugendliche ab 14 Jahren sollen nun einmal pro Monat unter der Dusche ihre Hoden nach Anzeichen von Krebs absuchen. Bis zum 45. Lebensjahr, danach greift die gesetzliche Krebsfrüherkennung. Ab 45 haben Männer schon jetzt einmal pro Jahr Anspruch auf eine Untersuchung der Geschlechtsorgane beim Arzt. Da in dieser Altersgruppe Hodenkrebs noch seltener ist als bei jungen Männern, gibt es auch für diese alteingefahrene Handanlegung durch den Arzt keine wissenschaftliche Grundlage.

Zwar verweisen die Urologen auf ihrer neuen Internetseite zum Hodencheck darauf, dass nicht jede Unebenheit die sich am Hoden tasten lässt, ein Krebs ist. Jedoch fehlen Angaben zur Häufigkeit von falschen Verdachtsbefunden und unnötigen weiteren medizinischen Tests und Operationen zur Abklärung des Verdachts. Die Entdeckung harmloser Schwellungen und Zysten wird zu vielen falsch positiven Diagnosen sowie unnötigen Behandlungen führen. Viele Menschen werden Krebsängste erleiden. Aber selbst dazu ist die Forschungslage unzureichend. Von diesen fehlenden wissenschaftlichen Beweisen und Unsicherheiten ist auf der Internetseite nichts zu finden. Die Informationen sind nicht nur unvollständig, sondern auch irreführend. So heißt es: «Auch bei Hodenkrebs gilt – je früher der Tumor erkannt wird, desto besser sind die Heilungschancen.» Eine solche Aussage kann nach wissenschaftlichen Kriterien gar nicht gemacht werden. Dazu bräuchte es eine entsprechende randomisierte kontrollierte Studie. Diese gibt es jedoch nicht.

Statt guter Informationen werden die Jugendlichen ermahnt, sich bei einem Verdacht bei einem Urologen vorzustellen. Der würde dann eine Ultraschalluntersuchung durchführen.

Einen bevölkerungsweiten Aufruf zur Teilnahme am Hodencheck zu starten, wie es nun die Urologen in Deutschland offensichtlich tun, widerspricht allen Grundsätzen eines verantwortungsvollen ärztlichen Handelns, da die Kriterien für die Durchführung von Reihenuntersuchungen missachtet werden. Weder gibt es die wissenschaftliche Grundlage dafür noch die Informationsmaterialien für informierte Entscheidungen, noch ein erkennbares Konzept zur Qualitätssicherung dieser medizinischen Übergriffe.

Die Kampagne «Hodencheck» der Urologen scheint eher dem Marketing zu dienen. Schon die Jugendlichen sollen nun Dauerkunden der Urologen werden. Wie viele Tausende Jugendliche werden nun abends unter der Dusche stehen und ihre Hoden checken, wie viele werden sich mit Krebsängsten quälen?

Die Beweislast liegt bei den Ärzten, die meinen, gesunde, beschwerdefreie junge Menschen müssten sich um Krebsvorsorge kümmern. Die Mediziner müssen belegen, dass ihr unerbetenes Eingreifen in das Leben anderer mehr nutzt als schadet. Die Beweise liegen nicht vor.

Bedauerlich, dass diese unseriöse Kampagne sehr rasch unreflektiert den Weg in die Medien gefunden hat.

# SCHILDDRÜSE – GEFÄHRLICHE SUCHE

Die Schilddrüse ist so klein, dass wir sie nicht an unserem Hals tasten können, auch der Doktor nicht. Und das ist auch gar nicht nötig. Solange kein handfester Hinweis auf eine Erkrankung der Schilddrüse vorliegt, gilt: «Lassen Sie keinen Arzt an Ihren Hals!»

Die Suche nach dem Krebs in der Schilddrüse ist sinnlos, aber gefährlich. Die unabhängige US-amerikanische Expertengruppe für medizinische Vorsorge USPSTF hat im Mai 2017 ausdrücklich von solchen Reihenuntersuchungen abgeraten. Die ohnehin niedrigen Sterberaten sind durch das Screening nicht weiter zu optimieren. Auf der Schadenseite stehen falsche und unnötige Krebsdiagnosen, die überflüssige und risikoreiche Operationen nach sich ziehen.

Dennoch wird in Deutschland massenhaft nach Knoten in der Schilddrüse gesucht, vorzugsweise mit dem Ultraschallgerät. Das «Schallen» ist beliebt unter den Ärzten. Die Untersuchungen werden gerne auch als IGEL, sogenannte individuelle Gesundheitsleistungen, angepriesen, die dann von den Patienten selbst bezahlt werden.

Wer nach Knoten sucht, wird auch fündig. Der Ultraschall entdeckt so manches, was besser nicht gesehen werden sollte. Das meiste davon ist ohne Krankheitswert. Wenn das Ultraschallbild nicht lupenrein ist, setzt sich der Automatismus des Weitertestens in Gang. Um zu klären, was sich hinter den Verschattungen verbirgt, werden Gewebeproben entnommen. Dazu sticht der Arzt mit einer Nadel durch den Hals in die Schilddrüse. Das erfordert großes Geschick. Auch auf

Hygiene muss geachtet werden. Der Eingriff ist nicht ohne Risiko. Wer lässt sich schon gerne in den Hals stechen?

Schilddrüsenkrebs ist eine sehr seltene Erkrankung – solange man nicht danach sucht. Selbst wenn sich ein solcher Krebs bemerkbar macht, ist er fast immer gut zu behandeln. Nur sehr wenige Menschen sterben an Schilddrüsenkrebs. Und die schweren Krankheitsfälle, bei denen selbst die moderne Medizin machtlos ist, sind auch durch Früherkennung nicht zu verhindern. Es ist also besser, nicht nach Krebs in der Schilddrüse zu fahnden.

Nicht nur das Aussehen, sondern auch das Funktionieren der Schilddrüse wird routinemäßig gecheckt. Selbst wenn es gar keinen Grund dafür gibt. Die Ärzte bestimmen dazu den sogenannten TSH-Wert und die Schilddrüsenhormone im Blut. Bei den meisten Blutentnahmen im Krankenhaus, vor Operationen oder in der Arztpraxis wird der TSH-Wert automatisch mitgemessen. Die Ergebnisse sind in solchen Situationen oft nicht verwertbar. Sie liegen in einem breiten Grenzbereich mit unsicherer Aussagekraft. Falsche Diagnosen und oft jahrelange unnötige Behandlungen mit Schilddrüsenhormonen können die Folge sein.

Die Schilddrüse wird noch aus einem weiteren Grund unschuldig zum Angeklagten. Es ist unser Umgang mit den banalen Beschwerden des alltäglichen Lebens. Müdigkeit, Abgeschlagenheit, Schlafstörungen, Gewichtsprobleme, Herzbeschwerden, Verstimmung, Durchfall oder Verstopfung, Nervosität und Gereiztheit und vieles andere mehr. Es sind Befindlichkeitsstörungen. Nur ausnahmsweise sind sie Ausdruck einer ernsthaften Erkrankung. Trotzdem soll der Arzt helfen. Die Ärzte fühlen sich oft überfordert. Eigentlich würden sie gerne die Wahrheit sagen: «Geh nach Hause und jammere nicht.» Es wird wieder von alleine gut. Oder: «Ich fühle mich für dieses Problem nicht zuständig.» Das würde aber auf Unverständnis stoßen. Die Klienten erwarten eine gründliche Untersuchung, vor allem wenn zuvor im Internet recherchiert wurde. Schilddrüsenerkrankungen toppen die Liste der meistgegoogelten Gesundheitsthemen. Der entnervte Arzt kapituliert vor den Ansprüchen der Klienten. Da bietet sich das Testen der Schilddrüsenfunktion als ein vermeintlich geringeres Übel an. Blutwerte können ohne großen Aufwand gemessen werden. Auch dauert es eine Weile, bis die Ergebnisse vorliegen. Der Doktor hofft, dass die Beschwerden bis zum nächsten Termin dann vielleicht schon wieder verschwunden oder zumindest vergessen sind.

Wenn man Pech hat, dann liegen die Schilddrüsenwerte jedoch im Grenzbereich, nicht normal und nicht krankhaft. Die Verunsicherung ist da. Einen unklaren Befund möchte keiner einfach so stehenlassen. Und das verursacht eine ganze Kaskade an weiteren Untersuchungen, unnötigen Behandlungen und Kontrollmaßnahmen. Ergebnis ist schließlich allzu oft die Diagnose einer «latenten Schilddrüsenunterfunktion». Der TSH-Wert ist zwar erhöht, aber die Schilddrüse funktioniert normal. Die Beschwerden, die den Patienten ursprünglich zum Arzt geführt haben, können jedenfalls nicht durch eine Fehlfunktion der Schilddrüse erklärt werden. Dennoch werden die Betroffenen mit Schilddrüsenhormonen behandelt. Ein wissenschaftlicher Nachweis für den Nutzen einer solchen Therapie steht aus. Nur bei einer Minderheit entwickelt sich, meist über Jahre, eine Unterfunktion der Schilddrüse, die tatsächlich die Bezeichnung Krankheit verdient. Nur dann ist es sinnvoll, die Hormone zu ersetzen. In vielen anderen Fällen sind die Blutwerte irgendwann wieder ganz von alleine normal, oder sie bleiben unverändert, ohne die Gesundheit zu beeinträchtigen. Trotzdem werden tausendfach in Deutschland Junge und Alte mit grenzwertigen Befunden mit Hormonen behandelt. Zunehmend gibt es sogar gute wissenschaftliche Studien. Bisher können sie keinen Nutzen nachweisen. Die Beschwerden sind nicht anders als unter einer Scheinbehandlung mit Placebotabletten.

Und es kommt noch schlimmer. Ist erst einmal ein Grenzwert im Blut gemessen, wird meist die Schilddrüse auch «geschallt». Damit drohen weitere falsche Verdachtsbefunde. Es werden Knoten gesucht und gefunden, die meisten sind ohne Krankheitswert. Und damit schließt sich der Teufelskreis. Unwohlsein, Blutabnahme, grenzwertiger Hormonwert, Ultraschall, Verdacht auf Knoten, Gewebeentnahme, Verdacht auf Schilddrüsenkrebs, Operation. Oft werden die Knoten auch ohne vorherige Gewebeuntersuchung operiert. Ein möglicherweise fataler Eingriff. Die Operation am Hals ist nicht ungefährlich. Auch wenn es sehr selten vorkommt, kann man an der Operation versterben, oder die Gefahr einer Stimmbandlähmung besteht. Eine mögliche schwerwiegende Folge ist die versehentliche Entfernung der Nebenschilddrüsen. Sie sind lebensnotwendig. Das Hormon der Nebenschilddrüsen, das Parathormon, hält den Calciumspiegel im Blut aufrecht. Wenn das Hormon fehlt, drohen Krämpfe und Lähmungen. Das Parathormon muss dann ein Leben lang als Medikament ersetzt werden.

Die Suche nach dem Schilddrüsenkrebs hat in vielen Ländern zu massiven Zunahmen an Schilddrüsenoperationen geführt. An der Krebssterblichkeit hat sich nichts geändert – wie auch. Es werden ja überwiegend harmlose Befunde operiert. In Ländern, in denen nicht reihenweise nach Schilddrüsenkrebs gesucht wird, gibt es deutlich weniger Schilddrüsenkrebs, trotzdem nicht mehr Sterbefälle. Für Deutschland liegen verlässliche Daten nicht vor. Wir wissen nicht, wie oft bei

Gesunden mit Ultraschall die Schilddrüse nach Knoten untersucht wird. Wir wissen nicht, wie viele Überdiagnosen und unnötige Operationen an der Schilddrüse es in Deutschland gibt. Wir wissen nicht, wie oft die Schilddrüse operiert wird, ohne dass eine Gewebeuntersuchung die Diagnose gesichert hat. Nach Schätzungen sollen hierzulande jährlich 70 000 Menschen an der Schilddrüse operiert werden. Die Krebsregister weisen etwa 5000 Karzinome aus. Wie viele Schilddrüsenkrebserkrankte es ohne die vielen Untersuchungen der Schilddrüse gäbe, wissen wir nicht.

Sicher ist, diese medizinische Vorsorge macht krank. Testen im Blut und der Ultraschall der Schilddrüse bei gesunden Menschen ist zum Schaden der Bevölkerung.

# GESUNDHEITSCHECKS

## FEHLENDER NUTZEN

Bevölkerungsbezogene Gesundheitschecks haben sich in großen randomisierten kontrollierten Studien als nicht wirksam erwiesen. Sogenannte Cochrane-Reviews werten die vorhandenen wissenschaftlichen Studien zu einer bestimmten Fragestellung in einer systematischen Zusammenschau aus. Sie befolgen hohe Standards an das methodische Vorgehen und gelten deshalb weltweit als die vertrauenswürdigsten Literaturanalysen. Ein solcher Cochrane-Review hat die Frage untersucht, ob Gesundheitschecks das Leben verlängern können. Es wurden 16 randomisierte kontrollierte Studien mit insgesamt fast 200 000 Studienteilnehmern ausgewertet. Die Studiengruppen erhielten das Angebot von unterschiedlichen Gesundheitschecks. Je nach Studie war das die Suche und Behandlung von Risikofaktoren wie Cholesterin, Blutzucker, Blutdruck und Rauchen oder auch die Durchführung unterschiedlicher Tests zur Krebsfrüherkennung wie ein Röntgenbild der Lunge, das Abtasten der Prostata oder das Aufspüren von unsichtbarem Blut im Stuhl. Die Vergleichsgruppen erhielten kein zusätzliches Angebot an medizinischen Tests. Die durchschnittliche Beobachtungszeit in den Studien war etwa 9 Jahre.

Der Erfolg wurde beurteilt an Ergebnissen, die eine wesentliche Bedeutung für die Bevölkerung haben, wie die Sterberaten insgesamt sowie die Häufigkeit von Todesfällen durch Herz-Kreislauf-Erkrankungen oder Krebsleiden. Bei keinem dieser Endpunkte ließ sich ein Nutzen der Gesundheitschecks nachweisen. Es gab weder weniger Verstorbene insgesamt, noch eine Abnahme der kardiovaskulären Mortalität oder der Krebsmortalität. Hingegen gab es deutliche Hinweise auf eine Zunahme von Diagnosen und medikamentösen Behandlungen von Risikofaktoren wie Bluthochdruck.

Diese Studien wurden schon vor längerer Zeit abgeschlossen. Heute gibt es oft bessere Untersuchungsmethoden, und auch die Behandlungen von Risikofaktoren oder frühen Krankheitsstadien haben sich verändert. Daher wurde die Übertragbarkeit der Ergebnisse auf heutige Gesundheitssysteme angezweifelt. Andererseits muss berücksichtigt werden, dass es aktuell keinen wissenschaftlichen Beweis für einen Nutzen von Gesundheitschecks gibt. Die Autoren empfehlen schließlich, das Screening auf jeden einzelnen Risikofaktor oder zur Früherkennung von Krebserkrankungen wissenschaftlich zu prüfen. In den folgenden Kapiteln werden entsprechende Ergebnisse kritisch analysiert.

In jedem Fall bestätigt der Cochrane-Review, dass große randomisierte kontrollierte Studien mit großen Bevölkerungsgruppen machbar sind und schon vor Jahrzehnten geplant und erfolgreich durchgeführt wurden.

## VORSORGE DIABETES – BLUTZUCKERKOSMETIK ODER ERFOLGSGESCHICHTE?

«60 Prozent weniger Diabetes durch Lebensstiländerung». Wenn das keine Erfolgsmeldung ist! Und die Ergebnisse können sich tatsächlich auf aussagekräftige wissenschaftliche Untersuchungen stützen, sogenannte randomisierte kontrollierte Studien. Diabetesärzte, Ernährungsberater, Bewegungsexperten und Verhaltenstherapeuten sehen ein riesiges Betätigungsfeld. Seit Jahren fordern sie von der Regierung einen nationalen Aktionsplan. Und die Regierung hat sich nicht mehr widersetzet. 2015 trat das Präventionsgesetz für Deutschland nach mehreren gescheiterten Anläufen in Kraft. Die Prävention von Diabetes durch Lebensstiländerung steht an vorderster Stelle der Zielsetzungen.

Warum sollte das nicht ein Erfolg sein? Den Menschen zu helfen, durch Änderung des Lebensstils Diabetes mit seinen schlimmen Folgen zu verhindern, kann doch nur gut sein? Patienten mit Diabetes haben ein höheres Risiko, an Herz-Kreislauf-Erkrankungen zu versterben, und bei jahrelangem hohem Blutzucker drohen Erblindung, Nierenversagen und Amputationen.

Der Pferdefuß an dieser Rechnung ist, dass es bisher nicht gelungen ist nachzuweisen, dass durch Lebensstiländerungen tatsächlich Herzinfarkte, Schlaganfälle oder die Folgen von Diabetes reduziert werden könnten. Menschen, die eine Veranlagung für Diabetes haben, könnten gleichzeitig auch eine Veranlagung für Herz-Kreislauf-Erkrankungen haben. Die Erkrankungen würden dann zeitgleich auftreten, ohne dass ein erhöhter Blutzucker etwas mit dem erhöhten Risiko für Herzinfarkt oder Schlaganfall zu tun hätte.

Man muss die wissenschaftlichen Studien genau lesen. Die «60 Prozent weniger Diabetes» beziehen sich auf die Diabetes-Diagnosen, der Einfluss auf die Blutzuckerwerte war hingegen minimal. Wie kann das sein?

In die Studien wurden Personen eingeschlossen, die bereits ein hohes Risiko hatten, in den nächsten Jahren Diabetes zu entwickeln. Ihre Blutzuckerwerte waren in Zuckerbelastungstests bereits nahe an der Grenze zu Diabetes. Die Weltgesundheitsorganisation WHO hat 1999 das Limit neu festgesetzt. Seither ist der Grenzwert ein Blutzucker von 126 mg Prozent, gemessen morgens nüchtern im Venenblut. Ein Wert von 125 mg Prozent ist noch normal, ein Wert von 127 mg Prozent wäre Diabetes. Es gibt also die Kategorien Diabetes ja oder nein. Ob der Wert nun bei 124 mg Prozent oder 129 mg Prozent liegt, ändert jedoch nicht das Risiko für Herz-Kreislauf-Erkrankungen. Auch gibt es keinen Hinweis, dass solch geringe Unterschiede Einfluss auf die Entwicklung von Spätschäden an Augen, Nieren oder Nerven hätten.

In den randomisierten kontrollierten Studien wurden die Studienteilnehmer nach dem Zufall entweder der intensiven Lebensstiländerungsgruppe zugeordnet oder einer Vergleichsgruppe, die ohne solche intensiven Maßnahmen betreut wurde.

Die Maßnahmen zur Änderung des Lebensstils waren aufwendig. Es wurden Einzel- und Gruppenschulungen zur Gewichtsabnahme, Änderung des Ernährungsverhaltens und zur Intensivierung von sportlichen Aktivitäten durchgeführt. Ganze Teams von spezialisierten Betreuern kümmerten sich um die Studienteilnehmer.

Die Maßnahmen waren durchaus erfolgreich. Die intensiv betreuten Personen bewegten sich mehr und nahmen an

Gewicht ab. Nach 2 bis 4 Jahren betrug der Unterschied zwischen den Gruppen etwa 3 bis 4 kg Körpergewicht. Das ist durchaus relevant. Denn auch schon geringe Veränderungen des Körpergewichts können sich auf den Blutzucker auswirken. Der Unterschied in den Blutzuckerwerten zwischen den Gruppen war jedoch nur minimal. Beim Nüchternblutzucker betrug der Unterschied bestenfalls 5 mg Prozent.

Wie kann es sein, dass 5 mg Prozent Unterschied im Blutzucker zu 60 Prozent weniger Diabetes führt? Die Erklärung liegt im Wesentlichen darin, dass die Studienteilnehmer bei Beginn der Studie gerade noch keinen Diabetes hatten. Durch die Gewichtsabnahme in Verbindung mit mehr körperlicher Bewegung konnten mehr Personen den Zuckerwert gerade noch im normalen Bereich halten, in der Vergleichsgruppe hat der Blutzuckerwert hingegen bei mehr Personen die Grenze zum Diabetes überschritten. So hatten beispielsweise in einer der Studien in der intensiv behandelten Gruppe 19 Prozent eine Diabetesdiagnose, in der Vergleichsgruppe waren es jedoch 29 Prozent. Der Unterschied betrug 10 Prozentpunkte. Das entspricht einer relativen Risikoreduktion von 60 Prozent. Das ist die Marketingzahl. Aber auch 10 Prozentpunkte weniger könnte noch ein relevantes Ergebnis sein. Der Haken dabei ist jedoch, dass die zugrundeliegenden Veränderungen des Stoffwechsels offenbar nicht ausreichen, um sich nachweislich auf Herz-Kreislauf-Erkrankungen auszuwirken. In keiner der Studien und auch nicht bei Auswertung aller Studien zusammen gab es bisher einen Unterschied zwischen den Gruppen in Bezug auf Herzinfarkte oder Schlaganfälle.

Nun ist es nicht von der Hand zu weisen, dass Änderungen des Lebensstils vermutlich über viele Jahre eingehalten werden müssten, um vor Herz-Kreislauf-Erkrankungen zu schützen. Die Studien waren zu kurz, um langfristige Effekte messen zu können. Große Teilnehmerzahlen müssten über viele Jahre untersucht werden. Die geringen Unterschiede, die bestenfalls durch die Vorsorge zu erwarten wären, könnten sonst gar nicht beobachtet werden.

Möglich wäre es jedoch, solche Studien durchzuführen. Amerikanische Wissenschaftler haben das getan. In der sogenannten Look-AHEAD-Studie haben sie mehr als 5000 übergewichtige Patienten mit Diabetes Typ 2 nach dem Zufallsprinzip einer intensiven Lebensstiländerung oder der üblichen Behandlung zugeordnet. Die Patienten hatten erst wenige Jahre Diabetes und noch keine Spätschäden. Es sollte geklärt werden, ob durch die Lebensstiländerung Herz-Kreislauf-Komplikationen reduziert werden können. Die Studie sollte 13 Jahre lang laufen, sie wurde jedoch vorzeitig nach etwa 9 Jahren abgebrochen. Nicht weil die Ergebnisse so eindeutig und überwältigend waren, sondern wegen Aussichtslosigkeit, jemals den erhofften positiven Effekt nachweisen zu können. Man wollte das Geld nicht nutzlos weiter verschwenden.

Es lag nicht an den beteiligten Betreuern oder Patienten. Im Gegenteil, die Maßnahmen waren außergewöhnlich intensiv. Jeder Patient hatte seine persönlichen Manager, Ärzte, Ernährungsberater, Sportlehrer und Psychologen. Zu Beginn war die Begleitung zur Gewichtsabnahme und Intensivierung von körperlicher Aktivität besonders aufwendig, und auch danach gab es häufige persönliche Kontakte und Gruppenschulungen. Die Betreuung war so intensiv, dass dies selbst in einem so reichen Land wie Deutschland unter Routinebedingungen nicht gewährleistet werden könnte. Auch die Patienten haben sich redlich bemüht. Die Gewichtsabnahme war eindrucksvoll und anhaltend bis zum Ende der Studie, auch wenn der Unterschied im Vergleich zur Kontrollgruppe über die Jahre geringer wurde. Trotzdem wirkte sich das nicht auf die Herz-Kreislauf-Erkrankungen oder die Todesfälle aus. Alles Bemühen also umsonst? Es gab kleinere Erfolge. So hatten die intensiv behandelten Patienten weniger Gelenkbeschwerden, sie fühlten sich besser, und einzelne Medikamente wurden weniger häufig verordnet. Es ist plausibel, dass Knie- und Hüftgelenke durch Gewichtsabnahme entlastet werden. Aber warum sich Patienten besser fühlen, mag unterschiedliche Ursachen haben. Die intensive persönliche Begleitung und Zuwendung während der Studie könnte mit verantwortlich sein. Einzelne Medikamente konnten eingespart werden. Sie wurden seltener verordnet. Eine Ursache könnte eine bessere Therapietreue der intensiv behandelten Studienteilnehmer gewesen sein. Viele Patienten nehmen langfristig ihre Medikamente nicht nach Vorschrift ein. Eine bessere Kommunikation seitens der Betreuer könnte dieses Verhalten günstig beeinflusst haben.

Am Ende bleibt die Erkenntnis, intensive Betreuung kann Lebensstiländerungen begünstigen, die entscheidenden Krankheiten können damit jedoch nicht verhindert und das Leben nicht verlängert werden. Das gilt so lange, bis das Gegenteil bewiesen ist. Bisher ist das nicht gelungen.

## DIABETESEPIDEMIE

Epidemien können gefährlich sein. Sie entstehen durch Infektionskrankheiten. So geschehen 1918, am Ende des ersten Weltkrieges. Damals waren die Menschen in Europa ausgezehrt, die Abwehrkräfte schwach. Das war der ideale Boden für ein sehr ansteckendes Grippevirus. Es hat sich damals rasant in der Bevölkerung ausgebreitet, die kriegsgeschwächten Bürger hatten dem Aggressor nichts entgegenzusetzen. Die Grippeepidemie hatte Millionen Menschen den Tod gebracht.

Diabetes ist keine Infektionskrankheit. Sie ist nicht ansteckend. Im Gegenteil, manche Forscher glauben, dass Menschen mit einer genetischen Ausstattung für Diabetes über Jahrtausende Überlebensvorteile hatten. Sie waren für schlechte Zeiten besser gerüstet.

In Deutschland werden immer mehr Menschen mit Diabetes gezählt. Aktuell sollen es schon mehr als sieben Prozent der Erwachsenen sein. Bei den über 60-Jährigen soll jeder Fünfte betroffen sein. Und dann gibt es noch die Dunkelziffer. Viele Bürger würden nichts von ihrer Zuckerkrankheit wissen. Der Diabetes wäre bei vielen unentdeckt. Die Fachärzte für die Zuckerkrankheit, die Diabetologen, malen den Teufel an die Wand. Sie sprechen von einer Epidemie. Die Kosten für die Behandlung der Menschen mit Diabetes wären höher als für die Finanzkrise im Jahr 2008. Seit Jahren fordern sie von der Regierung einen nationalen Aktionsplan.

Was sind die Fakten? Richtig ist, dass Diabetes zum Problem werden kann. Vor allem, wenn die Erkrankung schon in jungen Jahren auftritt und die Blutzuckerwerte über viele Jahre zu hoch bleiben. Schädigungen der Augen, Nieren und Nerven können die Folge sein. Unzureichend behandelt, kann ein Diabetes zu Erblindung, Nierenversagen oder den gefürchteten Fußkomplikationen mit Amputation führen.

Die Frage ist, welche Blutzuckerwerte sind noch normal oder ungefährlich, und ab wann drohen Gesundheitsschäden, und gibt es wirklich eine Diabetesepidemie? Weil man Blutzucker nicht spürt, wird vorsorglich getestet. Die Blutzuckermessung ist Teil des Gesundheitschecks ab dem 35. Lebensjahr. Auch bei jeder Krankenhausbehandlung wird der Blutzucker gemessen. Sicher ist, es wird immer mehr diagnostiziert und behandelt.

Wie viele Menschen mit Diabetes es in Deutschland wirklich gibt, ist nicht bekannt. Die aktuellen Daten beruhen auf Selbstangaben der Befragten. Auch die Statistiken der Krankenkassen sind nicht zuverlässig. Die Kassen zählen ihre Versicherten, die mit Diabetesmedikamenten behandelt werden oder in den sogenannten Chronikerprogrammen eingeschrieben sind. Je mehr Versicherte Medikamente erhalten, umso mehr Diabetiker gibt es, egal bei welchen Grenzwerten Diabetes diagnostiziert wurde und egal bei welchen Blutzuckerwerten die Ärzte Medikamente verordnen. Warum das von Bedeutung ist, wird im Folgenden erklärt.

Bis 1999 galten Blutzuckerwerte bis 140 mg als normal. Gemessen wurde der Wert im Blut, das aus einer Armvene entnommen wurde, morgens nüchtern, das heißt ohne Nahrungsaufnahme über die Nacht bis zur Blutentnahme. Im Jahr 1999 hat die WHO die Grenzwerte gesenkt. Seit damals gilt ein Blutzuckerwert bis 126 mg als normal. Ein Wert von 127 mg wäre schon im Diabetesbereich. Durch die Absenkung des Grenzwerts sind von einem Tag auf den anderen weltweit Millionen Menschen zu Diabetespatienten geworden, obwohl sich an ihrem Gesundheitszustand und an ihrem Risikoprofil nichts geändert hatte.

Neuerdings gibt es auch noch eine Erkrankung vor der Erkrankung, den sogenannten Prädiabetes. Der Blutzucker ist also eigentlich noch normal, könnte aber vielleicht ansteigen. Oder auch nicht. Nur bei einer Minderheit kommt es später auch zu einem Überschreiten des Zuckerwertes in den Diabetesbereich. Was Prädiabetes wirklich für den einzelnen Menschen bedeutet, ist unbekannt. Auch gibt es keinen wissenschaftlichen Beleg, dass es den Menschen nützt, wenn versucht wird, den Wert zu manipulieren. Trotzdem muss davon ausgegangen werden, dass viele Menschen mit Prädiabetes auch behandelt werden, sicherheitshalber sozusagen. Die Eingriffe in das Leben der Menschen sind nicht folgenlos. Auch wenn es nur Verordnungen des Arztes sind, die Ernährung umzustellen, vielleicht gleich für die ganze Familie. Hat jemals jemand die Auswirkungen auf das eheliche Leben und den Familienfrieden durch solche Vorsorgemaßnahmen untersucht?

Im Jahr 1998 wurde eine große Studie aus England publiziert, die reklamierte, dass eine intensive Behandlung von Personen mit erhöhten Blutzuckerwerten das Risiko für Diabeteskomplikationen reduzieren kann. Über 10 Jahre hatten pro 100 Patienten fünf einen Nutzen, 41 hatten keinen Nutzen, weil sie trotzdem Komplikationen hatten, und 56 hatten keinen Nutzen, weil sie auch ohne intensive Behandlung keine Komplikationen erlitten.

Für die Mehrheit der Diabetologen war dies aber ausreichender Grund, ab sofort alle Personen mit erhöhten Blutzuckerwerten möglichst frühzeitig und intensiv zu behandeln, egal wie hoch die Werte waren. Der Slogan der amerikanischen Diabetesgesellschaft lautete *«Hit hard and early by what ever means»* – was meint, den Blutzucker möglichst schnell und tief zu senken, egal mit welchen Mitteln.

Die Diabetesepidemie hat sich dadurch vergrößert. Da immer mehr Personen mit Diabetesmedikamenten behandelt wurden, gab es in den Befragungen zur Ermittlung der Diabeteshäufigkeit immer mehr Personen mit Diabetes. Inwieweit sich die Blutzuckerlage bzw. der Stoffwechsel der Menschen in dieser Zeit tatsächlich verändert hat, kann nicht genau beziffert werden.

Ein weiterer wichtiger Faktor für die vermeintliche Diabetesepidemie ist, dass die Menschen in Deutschland immer besser und länger leben. Je älter sie mit der Diagnose Diabetes werden, umso mehr Personen gibt es, die bei Befragungen angeben, dass sie einen Diabetes haben. Nach aktuellen Verwaltungsdaten der Ärzteschaft soll bei den 85-Jährigen bereits jeder vierte eine Diabetesdiagnose haben. Es gibt ernstzunehmende Hinweise, dass hier zu viel diagnostiziert und zu intensiv behandelt wird. Möglicherweise ist ein etwas höherer Blutzuckerwert im Alter sogar ein Marker für eine höhere Lebenserwartung, ähnlich wie das Übergewicht im Alter. Die Frage ist ungeklärt. Jenseits des 70. Lebensjahrs ist ein leichter Diabetes jedenfalls kein Risikofaktor mehr für eine schlechtere Lebensprognose, sofern man es schafft, sich einer Übertherapie zu entziehen.

Es erscheint fast schändlich, dass auch noch Senioren und Hochbetagte mit intensiver Insulinbehandlung traktiert werden. Viele sollen sich in die Finger stechen, um den Blutzucker zu kontrollieren, und Insulin injizieren. Das Risiko ist bekannt. Es gibt mehr schwere Unterzuckerungen. Diese können zur Bewusstlosigkeit führen mit den Folgen von Schlaganfall, Verletzungen und Knochenbrüchen.

Vorsorge im Alter bedeutet, dass man Abstand nimmt von Blutzuckerkosmetik. Es ist ein Eingriff, der schwerwiegende gesundheitliche Schäden nach sich ziehen kann. Warum nicht mit 60 oder 70 Jahren das Checken des Blutzuckers einfach stoppen? Sollten Hinweise auf Diabetes auftreten, kann der Arzt dann immer noch eine Blutuntersuchung veranlassen. Bei Behandlung im Krankenhaus wird ohnehin immer auch der Blutzucker kontrolliert.

Das Fazit: Es gibt tatsächlich eine Zunahme an Diabetes. Menschen, die eine Veranlagung dazu haben, zeigen eher höhere Blutzuckerwerte, wenn sie an Gewicht zulegen, als wenn sie schlank bleiben. Für ältere Menschen scheinen diese etwas erhöhten Blutzuckerwerte keine gesundheitsschädigende Bedeutung mehr zu haben.

Der überwiegende Teil der reklamierten Diabetesepidemie ist jedoch auf die zunehmende Lebenserwartung, das Absenken der Grenzwerte und das intensivere Behandeln durch die Ärzte zurückzuführen. Ob dieser Vorsorgeeifer der Mediziner die Menschen tatsächlich gesünder gemacht hat, darf bezweifelt werden. Aussagekräftige Daten, die den Zweifel entkräften, fehlen.

## SCHWANGERSCHAFTSDIABETES – EINE DIAGNOSE SUCHT IHRE KRANKHEIT

*Im öffentlichen Fernsehen berichtete die Journalistin, wie ihre eigene Schwangerschaft zum Stresserlebnis wurde. Guter Hoffnung zu sein, hatte sie sich anders vorgestellt. Sie war gesund. Bis zu dem Zeitpunkt, als beim Vorsorgecheck ein einziger Blutzuckerwert knapp über die Grenze schlug. Es war nur eines von drei Messergebnissen, alle anderen waren im Zuckerbelastungstest normal. Aber ihre Frauenärztin meinte, das müsse behandelt werden. Zucker in der Schwangerschaft könne das Kind schädigen, und auch für die Mutter drohe Gefahr. Es folgte die Überweisung an einen Diabetologen, den Facharzt für die Zuckerkrankheit.*

Der Zuckertest hat das Leben der werdenden Mutter völlig verändert. Die Küche verwandelte sich in ein Labor. Statt unbeschwerter Schwangerschaft musste sie sich nun täglich mehrfach in den Finger stechen, um den Blutzucker zu kontrollieren. Eine strikte Diät sollte eingehalten werden. Alles musste gewissenhaft protokolliert werden.

Dabei hatte die junge Frau keinerlei Anzeichen für Probleme in der Schwangerschaft. Sie war schlank, fühlte sich gesund und leistungsfähig. Nun aber sollte eine Risikoschwangerschaft vorliegen. Damit zählt sie allerdings zur Mehrheit in Deutschland. Für fast 80 Prozent der Frauen endet die Schwangerschaft mit einer sogenannten Risikogeburt. Nur wer bei der ersten Schwangerschaft jünger als 35 Jahre ist, kann nach ärztlicher Definition überhaupt eine normale Schwangerschaft haben. Dazu müssen aber auch Blutzucker, Blutdruck, alle Werte im Urin, Ultraschalluntersuchungen und vieles andere ohne Auffälligkeiten sein. Die Risikoschwangerschaft scheint die Norm geworden zu sein. Überversorgung ist die zwangsläufige Folge dieser Vorsorge.

Ob Gestationsdiabetes, wie der Schwangerschaftsdiabetes in der Fachsprache heißt, überhaupt eine Krankheit ist, bleibt trotz intensiver jahrzehntelanger weltweiter Forschung ungeklärt. So hat es auch eine bekannte Forschergruppe aus England kürzlich formuliert: «*Gestational diabetes – a diagnosis in search of a disease.*»

Zwar ist eine Zuckerkrankheit, die schon vor der Schwangerschaft besteht, ernst zu nehmen. Ein deutlich erhöhter Gehalt an Glukose im Blut kann sich ungünstig auf die Entwicklung des Kindes auswirken. Das Ungeborene versucht den Blutzucker der Mutter mit zu regulieren. Es bildet in der eigenen Bauchspeicheldrüse im Übermaß Insulin. Das scheint gut gemeint, führt aber zu Entwicklungsstörungen des Ungeborenen. Bei der Geburt sind die Kinder übergroß, aber trotzdem «unreif». Bei einem Gewicht von mehr als 4000 Gramm steigt zudem das Risiko für komplizierte Geburten.

Durch den hohen eigenen Insulinspiegel sind die Neugeborenen unmittelbar nach der Geburt auch einem höheren Risiko für Unterzuckerungen ausgesetzt. Diese Komplikationen sind durch eine fachspezifische Betreuung von Mutter und Kind zwar gut zu behandeln, und die Babys «wachsen sich aus». Trotzdem ist es wichtig, dass Frauen mit Diabetes in der Schwangerschaft gut betreut werden, um solchen unerwünschten Ereignissen vorzubeugen. Auch Diabetes, der sich mehr oder weniger zufällig erstmals in der Schwangerschaft zeigt, ist ebenso ernst zu nehmen wie Diabetes, der schon vor der Schwangerschaft bestand. Das ist jedoch vergleichsweise selten der Fall.

Bei Gestationsdiabetes sind die Blutzuckerwerte niedriger als bei Diabetes. Sie weichen von einer Norm ab, die mehr oder weniger willkürlich festgesetzt ist. Bei den meisten Frauen ist die Störung des Zuckerstoffwechsels nach der Schwangerschaft auch gar nicht mehr nachweisbar. Die Frage ist, welcher Blutzucker ist in der Schwangerschaft noch normal, was ist gesund, was ist krankhaft?

Einzig gesichert ist, dass Frauen, die eine Diagnose Gestationsdiabetes erhalten, ein etwas höheres Risiko haben, Kinder zu gebären, die mehr als 4000 Gramm schwer sind. Aber gerade in Deutschland, wo die Menschen immer größer werden, sind viele Kinder bei der Geburt schwerer als 4000 Gramm, obwohl sie völlig gesund sind. Die meisten großen Babys werden sogar von Frauen geboren, die völlig normale Blutzuckerwerte haben.

Nun ist es ja für eine Frau durchaus mühsamer, ein großes Kind auf natürlichem Wege zu gebären, als ein kleineres Kind. Auch gibt es durch die Größe eher Komplikationen an der Schulter des Kindes. Die Schulter kann bei einer natürlichen Geburt gezerrt werden, im seltenen Fall können die Nerven an der Schulter geschädigt werden. Fast immer bilden sich die Schäden nach der Geburt zurück. Aber auch hier gilt, die Mehrheit der Schulterkomplikationen treten bei Frauen auf, die keinen Schwangerschaftsdiabetes haben.

Dazu kommt, dass sich die Experten nicht einig sind, ab welchen Blutzuckerwerten von Gestationsdiabetes gesprochen werden sollte. Es gibt keine einheitlichen Definitionen. Jedes Land, ja sogar, jede Fachgesellschaft hat eine andere Einteilung und ein anderes Verfahren, um auf Störungen des Zuckerstoffwechsels zu testen. Je nach Definition und Test liegt die Häufigkeit zwischen 1 Prozent und 20 Prozent. Auch ist bis heute nicht geklärt, welche Therapie optimalerweise durchgeführt werden sollte. Eine Vielfalt von Diäten wird empfohlen. Wissenschaftlich gesichert ist keines der Verfahren.

Ob letztlich das routinemäßige Suchen nach Gestationsdiabetes die Gesundheit der Frauen und deren Babys verbessert, ist unbekannt. Bisher fehlen entsprechende wissenschaftliche Studien. Trotzdem wurde 2012 in Deutschland ein generelles Screening in die Mutterschaftsrichtlinien aufgenommen. Für Deutschland gab es zu diesem Zeitpunkt lediglich eine kleine, wenig aussagekräftige Untersuchung von eifrigen Diabetologen, die sich für die Einführung des Screenings schon seit langem starkgemacht hatten. Die Ergebnisse waren eher erschreckend als beruhigend. So hatten etwa 13 Prozent der Frauen eine Diagnose Gestationsdiabetes erhalten, obwohl in Deutschland nach Schätzungen 2 Prozent bis maximal 4 Prozent der Schwangeren eine Zuckerstoffwechselstörung haben, die behandelt werden sollte. Diese 13 Prozent der Schwangeren mussten ihren Blutzucker kontrollieren, zum Teil Insulin spritzen und nach Diätplänen leben. Es ist also davon auszugehen, dass gut 10 Prozent der schwangeren Frauen hier in Deutschland unnötig mit Stichen in die Finger sowie Behandlungen mit Insulin und oder Diäten malträtiert werden, ohne dass sie dadurch einen gesundheitlichen Nutzen hätten. Die eingreifende Therapie ist nicht harmlos. Durch diese Übertherapien könnten Kinder nun auch zu klein geboren werden.

Die Treiber für die generelle Einführung des Screenings auf Gestationsdiabetes als Teil der Mutterschaftsrichtlinien waren die Frauenärzte, die Diabetologen und die Krankenkassen. Die Kassen hatten das Screening ohnehin schon bezahlt. Offenbar wollten sie die Tests in jedem Fall als Service-Leistung ihren Versicherten weiterhin anbieten, egal wie die wissenschaftliche Beweislage dazu aussieht und auch ohne Qualitätssicherung. Ein Argument für die Einführung soll gewesen sein, dass vorzugsweise Schwangere aus höheren sozialen Schichten die intensive Vorsorge in Anspruch nahmen. Diese Frauen verhalten sich aber ohnehin schon gesundheitsbewusst. Hingegen würden Frauen, die es dringender bräuchten, nämlich jene aus den unteren sozialen Schichten, zu wenig getestet. Allerdings gibt es keine Erkenntnisse darüber, ob dieses Ungleichgewicht seit Einführung des generellen Screenings behoben wurde.

Hauptproblem des Screenings auf Gestationsdiabetes ist, dass es weiterhin kein Konzept der Ärzte gibt, die Auswirkungen des Screenings systematisch zu dokumentieren. Es fehlt ein Programm zur Qualitätssicherung und Auswertung dieser medizinischen Vorsorge. Niemand weiß, wie viele Frauen heute in Deutschland fälschlicherweise während der Schwangerschaft mit Diabetes diagnostiziert und behandelt werden. Kleine Studien deuten darauf hin, dass nun viel zu viele Frauen in der Schwangerschaft mit Insulin behandelt werden. Auch könnte die Sorge der Frauen um die Gesundheit ihres Kindes das Gegenteil bewirken. Ein ungesunder Übereifer in der Diät könnte bis zur Kasteiung führen. Zu kleine Neugeborene wären nicht gesünder als übergroße Kinder. Die Folgen des bevölkerungsweiten Screenings auf Gestationsdiabetes sind letztlich wegen des Fehlens an systematischen Studien nicht beurteilbar.

Auch bei diesem Screening sind vor allem die Ärzte die Gewinner, die durch die enorme Zunahme der Zahl an Frauen, die eigentlich gesund sind, aber nun intensiv behandelt werden, leichtes und gutes Geld verdienen. Es sind geschätzte 10 Prozent der Schwangeren, die während ihrer Schwangerschaft Diabetologen aufsuchen müssen, ohne Sicherheit, dass sie damit ihrem Kind nutzen.

Bisher gibt es lediglich Studien zu den Auswirkungen einer intensiven Betreuung von Schwangeren, bei denen Gestationsdiabetes diagnostiziert wurde. Das IQWIG nennt in der offiziellen Broschüre zum Screening auf Gestationsdiabetes folgende Zahlen: Während es ohne Behandlung bei 3 bis 4 von 100 Frauen mit Schwangerschaftsdiabetes zu einer Zerrung der kindlichen Schulter kommt, ist das mit Behandlung bei 1 bis 2 von 100 Geburten der Fall. Unklar bleibt, ob die Studienergebnisse durch die intensivere Betreuung der schwangeren Frauen zu erklären sind oder ob die Ursache tatsächlich die Absenkung der Blutzuckerwerte ist.

Die Unsicherheiten bleiben. Weder ist geklärt, ab wann ein Gestationsdiabetes diagnostiziert werden sollte, noch mit welchen Testverfahren, noch ist gewiss, welche Therapie optimal ist. Und schließlich bleibt unbekannt, ob dieses Screening überhaupt mehr nutzt als schadet. Nicht auszuschließen ist, dass durch die Konzentration der ärztlichen Aufmerksamkeit auf die kosmetische Korrektur von Blutzuckerwerten andere Frauen, die die Fürsorge nötiger bedürfen, nicht bekommen.

Diese Ungewissheiten haben eine Reihe von Wissenschaftlern auf andere Wege gebracht. Das Augenmerk wird zunehmend auf das Körpergewicht der Frauen gelegt. Zwar ist schon seit Jahrzehnten bekannt, dass Schwangere mit massivem Übergewicht sehr viel größere gesundheitliche Probleme haben als Frauen mit Gestationsdiabetes. Nur hat kaum jemand diese Schieflage bisher ernst genommen. Alleine schon zahlenmäßig ist starkes Übergewicht in der Schwangerschaft ein größeres Problem als Schwangerschaftsdiabetes.

Inzwischen gibt es eine ganze Reihe von Untersuchungen, die versuchen, durch verschiedene medizinische Maßnahmen das Gewicht dieser Frauen zu reduzieren. Dadurch sind neue Fragen aufgetreten. Möglicherweise ist es nicht das Gewicht an sich, sondern eher eine übermäßige Gewichtszunahme während der Schwangerschaft. Die bisherigen Bemühungen, mit Diäten und Sport das Gewicht zu reduzieren bzw. die überschießende Gewichtszunahme während der Schwangerschaft zu verhindern, zeigen bisher nur sehr bescheidene Effekte auf den Schwangerschaftsverlauf.

Möglicherweise sind es aber ganz andere Probleme, die Frauen mit starkem Übergewicht haben. Überwiegend kommen sie aus den unteren sozialen Schichten. Ihre eigene Gesundheit und die Gesundheit ihrer Kinder sind deutlich schlechter als jene der besser situierten Frauen. Vielleicht sollte die Sorge um diese Klientel nicht allein den Ärzten übertragen werden. Eine Fürsorge, die sich um eine Verbesserung der Lebensverhältnisse bemüht, wäre vermutlich erfolgreicher. Die Frauen könnten sich dann ebenso intensiv und enthusiastisch um ihre Gesundheit kümmern wie die Bürgerinnen aus den privilegierten sozialen Schichten.

## VORSORGE CHOLESTERIN – STREIT UNTER DEN WISSENSCHAFTLERN

Zwei der einflussreichsten medizinischen Fachjournale, das *Lancet* und das *British Medical Journal*, führen seit einiger Zeit einen hitzigen Disput. Kürzlich ist die Auseinandersetzung eskaliert. Der Herausgeber des *Lancet* hat dem *British Medical Journal* öffentlich mit Klage gedroht. Anlass des Streits ist das Cholesterin. Diesmal aber nicht als Beschuldigter. Die Bösewichte sollen vielmehr Wissenschaftler sein, die den Nutzen einer Vorsorge mit Statinen in Frage stellen. Statine sind eine Gruppe von Medikamenten, die den Cholesterinspiegel nachweislich senken. Sie werden inzwischen routinemäßig bei Menschen verordnet, die schon einen Herzinfarkt hatten.

Wie kann es zu einer so bizarren Konfrontation kommen? Das *Lancet* hatte im September 2016 einen umfangreichen Artikel zum Nutzen und Schaden der Statine abgedruckt. Die Autoren haben die Literatur zum Einsatz der Statine bei augenscheinlich herzgesunden Menschen analysiert. Ihre Schlussfolgerungen lassen keine Zweifel zu. Statine sind gut verträglich und wirken vorbeugend auch bei Erwachsenen, die noch keinen Herzinfarkt hatten. Das Risiko für Herz- und Kreislauferkrankungen kann mit Statinen vermindert werden. Die Wissenschaftler empfehlen nachdrücklich einen großzügigen Einsatz dieser Medikamente auch schon bei gesunden Erwachsenen. Für einen wissenschaftlichen Artikel ist das ungewöhnlich. Üblicherweise werden die Literaturauswertungen lediglich sachlich präsentiert ohne Handlungsanweisungen. Die Autoren gehen aber noch weiter. Sie werfen ihren Kollegen im *British Medical Journal* irreführende Berichte über angeblich häufige Nebenwirkungen der Statine vor. Statine sollen massenhaft Muskelschwäche verursachen und das Risiko für Diabetes erhöhen. Der Schaden einer generellen Behandlung von größeren Bevölkerungsgruppen wäre demnach höher als der Nutzen. Die britischen Medien hätten die Angstmache des *British Medical Journal* aufgegriffen. Danach wäre die Verordnung von Statinen deutlich zurückgegangen. Der Herausgeber des *Lancet* fordert nun ein unabhängiges Tribunal. Dieses soll prüfen, ob wissenschaftliches Fehlverhalten und Publikationsmissbrauch vorliegen. Er wirft dem *British Medical Journal* vor, eine schädliche Debatte angezettelt zu haben, die über 2 Jahre ohne Aufklärung geblieben sei und nachweislich die Gesundheit der britischen Bevölkerung geschädigt hätte. Im *British Medical Journal* kontert der angesehene Herzspezialist Harlan M. Krumholz von der berühmten amerikanischen Yale Universität. Er verteidigt die kritische Haltung des *British Medical Journal*. Er verweist darauf, dass wichtige Fragen zum Einsatz und zur Sicherheit der Statine unbeantwortet sind. Vielmehr geht er nun selbst zum Angriff über. Er fordert die Autoren des *Lancet*-Artikels auf, alle Daten der Studien, die sie zu den Statinen ausgewertet haben, endlich auch für andere Wissenschaftler frei zugänglich zu machen. Die Studien zu Statinen sind überwiegend in enger Zusammenarbeit mit der Pharmaindustrie entstanden. Die Unterlagen sind nur für eine ausgewählte Gruppe von Personen einsehbar. Eine unabhängige Prüfung der Analysen ist so unmöglich. Der Vorwurf lautet, die Autoren des *Lancet*-Artikels hätten enge Beziehungen zur Pharmaindustrie und sie würden die Studiendaten unter Verschluss halten. Solche Anschuldigungen wurden mehrfach auch schon von anderen Wissenschaftlern erhoben.

Warum ist Cholesterin und die Behandlung eines erhöhten Cholesterinspiegels immer noch Grund für derartige Konflikte? Seit Jahrzehnten wird sie geschürt, die Angst vor dem Cholesterin, dem Cholesterin im Ei, im Fleisch oder in der Butter, vor allem aber vor zu viel Cholesterin im Blut. Cholesterin gilt als Übeltäter. Es soll für Herzinfarkte und frühen Herztod verantwortlich sein. Die Messung des Cholesterinwerts im Blut ist Standardprogramm beim Vorsorgecheckup ab dem 35. Lebensjahr. Erhöhte Werte dürfen nicht ignoriert werden. Jährlich werden Hunderttausende von solchen Cholesterinmessungen durchgeführt, und Millionen Menschen sorgen sich um ihr Cholesterin im Blut und im Essen. Die Grenzwerte im Blut sind immer weiter gesenkt worden. In den 60er Jahren galt noch ein Cholesterinspiegel bis 300 mg/dl als normal, heute liegt die Grenze bei 200 mg/dl. Mehr als zwei Drittel der älteren Bevölkerung haben nach dieser Einteilung zu hohe Werte.

Derweil wurde die These, dass Cholesterin der Verursacher von Herzinfarkten ist, immer wieder angezweifelt. Schon Wissenschaftler der ersten Jahre hätten Daten manipuliert oder gar gefälscht. Die Forscher wären nicht unabhängig. Sie hätten Allianzen geschlossen mit der Nahrungsmittel- und der Pharmaindustrie. Die Studien wären daher gesteuert und die Ergebnisse nicht glaubwürdig. Auch wenn die Erforschung des Risikofaktors Cholesterin Betrug und Irrwege erlebt hat, so gibt es heute doch auch Wissen zur Rolle von Cholesterin, das durch gute Studien gesichert ist.

Der Cholesterinwert im Blut ist tatsächlich ein Risikomarker für Herz-Kreislauf-Erkrankungen. Allerdings nur einer unter vielen. Und nicht der wichtigste. Das Alter und eine familiäre Belastung sind bedeutsamer. Auch Rauchen ist ungesünder. Zudem ist das Risiko eines erhöhten Cholesterinwerts lediglich eine statistische Schätzung für Bevölkerungsgruppen. Für den einzelnen Menschen hat er eine geringe Aussagekraft. Krebserkrankungen können den Cholesterinspiegel deutlich senken. Das hat nichts Gutes zu bedeuten, sondern ist vielmehr Ausdruck besonders hoher Bösartigkeit. Der Tumor zehrt den Körper aus, und das macht sich an einem niedrigen Cholesterinwert bemerkbar. Für Senioren jenseits des 70. Lebensjahrs scheinen höhere Cholesterinwerte keine schlechte Prognose anzuzeigen. Im Gegenteil, möglicherweise sind sie sogar eher günstig. Keinesfalls ist gesichert, dass ältere Menschen, die bisher keinen Herzinfarkt hatten, von einer Behandlung mit Cholesterinsenkern profitieren. Kritiker der Cholesterin-These argwöhnen gar, dass die Verminderung des Cholesterins im Blut das Funktionieren des Gehirns beeinträchtigen kann. Eine übereifrige Absenkung der Cholesterinwerte, wie von manchen medizinischen Fachgesellschaften gefordert, könnte Denkstörungen oder sogar eine Demenz auslösen. Untersuchungen über ausreichend lange Zeiträume, die diese Anschuldigungen entkräften, fehlen bislang.

Mehr Klarheit besteht zur Bedeutung von Cholesterin im Essen. Versuche die Cholesterinmenge im Blut durch Diäten zu reduzieren, sind gescheitert. Der Verzehr von Eiern hat keinen nennenswerten Einfluss auf den Cholesterinspiegel, und der Verzicht auf Eier schützt nicht vor Herzinfarkten. Jedenfalls gibt es dafür keinen wissenschaftlichen Beleg. Der Cholesterinspiegel im Blut ist weitgehend durch unsere genetische Ausstattung bestimmt. Er ist ein persönliches Merkmal wie unsere Augenfarbe. Die Leber sorgt dafür, dass sich der Cholesterinspiegel im persönlichen Bereich hält. Cholesterin ist lebenswichtig. Nur bei einem kleinen Teil der Bevölkerung finden sich schwerwiegendere Störungen des Fettstoffwechsels mit familiärer Häufung deutlich erhöhter Cholesterinwerte und Herzinfarkten auch schon bei jüngeren Erwachsenen.

Über Jahrzehnte war es nicht gelungen, wirksame Medikamente zu entwickeln, die nicht nur den Cholesterinspiegel senken, sondern auch vor Herzinfarkten schützen. Im Gegenteil, es gab eine Reihe von dramatischen Misserfolgen. So wurde erst vor wenigen Jahren die Forschung an einem neuen vielversprechenden Wirkstoff, Torcetrapip, eingestellt. Torcetrapib senkt zwar eindrücklich das vermeintlich böse Cholesterin, das LDL-Cholesterin, erhöht dabei sogar das sogenannte gute Cholesterin, das HDL-Cholesterin, führt aber gleichzeitig zu mehr und nicht weniger Herz-Kreislauf-Komplikationen und zu mehr Todesfällen. Die Absenkung des Cholesterinwerts im Blut ist also für sich alleine noch keine Erfolgsmeldung. Ein nützliches Medikament hingegen muss vor Herzinfarkten und frühem Tod schützen.

Mit der Einführung der sogenannten Statine wurden erstmals Wirkstoffe entwickelt, die nicht nur den Cholesterinspiegel senken, sondern auch das Risiko für Herzinfarkte und vorzeitigen Tod. Dennoch gab es auch hier Rückschläge. So wurde einem der ersten Wirkstoffe, dem Cerivastatin, mit Handelsnamen Lipobay®, die Zulassung wieder entzogen wegen schwerer Nebenwirkungen. Es ist also nicht gleichgültig, welches Statin aus dieser Wirkstoffgruppe benutzt wird.

Statine werden heute routinemäßig Personen nach einem Herzinfarkt empfohlen, zur sogenannten Sekundärprävention. Das Risiko für einen neuerlichen Herzinfarkt kann nachweislich gesenkt werden. Der Streit unter den Wissenschaftlern geht hauptsächlich um den Einsatz der Statine in der Vorsorge bei herzgesunden Menschen, der sogenannten Primärprävention.

Die mögliche Manipulation von Studien ist nur einer der Gründe für die Kontroverse. Ebenso bedeutsam ist jedoch die Frage nach dem Nutzen einer Behandlung mit Statinen. Selbst wenn die Statine das Risiko von Herzinfarkten vermindern, bleibt die Frage, wie viele Menschen einen Vorteil haben. Wie viele werden unnötig behandelt, und wie viele erleiden tatsächlich unerwünschte Nebenwirkungen? Kann es sein, dass ein Medikament wirkt, aber trotzdem nutzlos ist?

## Statine in der Vorsorge – wirksam, aber trotzdem nutzlos?

Nehmen wir an, die Studien zu den Statinen sind vertrauenswürdig. Unter dieser Voraussetzung vermindern Statine das Risiko für Herzinfarkte und Herztod um etwa 20 Prozent. Das gilt sowohl für Patienten, die schon einen Herzinfarkt hatten, als auch für herzgesunde Menschen. Zudem scheint die Wirksamkeit der Statine unabhängig von der Höhe des Cholesterinspiegels zu sein. Die Effekte zeigen sich bei Personen mit hohen Cholesterinwerten ebenso wie bei Personen mit normalen Werten. Kinder und Jugendliche sowie Senioren sind aus diesen Betrachtungen ausgenommen. Der Mangel an verlässlichen Studiendaten lässt für diese Bevölkerungsgruppen keine Aussagen zu.

Trotz der Wirksamkeit von 20 Prozent profitieren herzgesunde Menschen von einer vorbeugenden Behandlung mit Statinen kaum oder gar nicht. Die folgende Tabelle soll dies veranschaulichen.

Tabelle: Risiko für Herzinfarkt und Herztod von 1000 Personen über einen Zeitraum von 10 Jahren in Abhängigkeit vom Ausgangsrisiko

| Ohne Behandlung mit Statinen | Behandlung mit Statinen | | |
|---|---|---|---|
| Ausgangsrisiko | Von 1000 Personen profitieren | In Prozentpunkten profitieren | Verminderung des Risikos in Relativprozent |
| 0,5 Prozent<br>5 von 1000 | 1 | 0,1 Prozent | 20 Prozent |
| 10 Prozent<br>100 von 1000 | 20 | 2 Prozent | 20 Prozent |
| 50 Prozent<br>500 von 1000 | 100 | 10 Prozent | 20 Prozent |

**Zur Erläuterung:**

Junge Erwachsene haben ein sehr geringes Risiko, in den nächsten 10 Jahren einen Herzinfarkt zu erleiden. Angenommen, von 1000 Männern oder Frauen im Alter zwischen 30 und 40 Jahren erleiden in den nächsten 10 Jahren fünf einen Herzinfarkt. Dann würde eine Reduzierung des Risikos für Herzinfarkte um 20 Prozent bedeuten, dass eine Person weniger einen Herzinfarkt erleidet. Eine von 5 Personen weniger bedeutet eine relative Abnahme um 20 Prozent. In absoluten Werten ist das eine Abnahme um 0,1 Prozentpunkte.

Werden hingegen Patienten mit einem hohen Risiko für Herzinfarkte mit Statinen behandelt, profitieren mehr von diesen Medikamenten. Angenommen 1000 Patienten, die schon einen Herzinfarkt hatten, werden behandelt. Wir nehmen an, dass ohne Behandlung mit Statinen von diesen 1000 in den nächsten 10 Jahren 50 Prozent einen weiteren Herzinfarkt erleiden oder am Herztod versterben. Eine Behandlung mit Statinen würde das Risiko um 20 Prozent senken. Das bedeutet, dass anstatt 500 von 1000 nur 400 von 1000 einen Herzinfarkt erleiden oder am Herztod versterben. 100 von 1000 Patienten haben einen Nutzen, das sind 10 Prozent der Patienten.

Das persönliche Risiko kann grundsätzlich nur geschätzt werden. Heute werden dazu sogenannte Risikorechner benutzt. Dabei werden nur wenige Risikofaktoren berücksichtigt. Dazu zählen das Alter, das Geschlecht, der Blutdruck und der Cholesterinwert sowie Rauchen und Diabetes. Bei Senioren sind die Risikoprognosen nicht aussagekräftig.

Herzgesunde Menschen, die jünger als 70 Jahre sind, die zudem nicht an Diabetes leiden und nicht rauchen, haben meist ein Risiko unter 10 Prozent. Von 1000 Personen würden von einer vorbeugenden Behandlung mit Statinen über 10 Jahre somit höchstens 20 profitieren, also 2 Prozent.

Je weniger Menschen profitieren, umso mehr werden unnötigerweise behandelt. Das Risiko für unerwünschte Nebenwirkungen haben alle Behandelten. Der mögliche Schaden der Behandlung muss in der Bilanz berücksichtigt werden. Die vorsorgliche Behandlung von Gesunden hat also nur für wenige Menschen einen Nutzen. Die Kontroverse um die unerwünschten Nebenwirkungen der Statine ist daher von besonderer Bedeutung.

## Sind die Beipackzettel schuld an den Muskelschmerzen?

Die Statine werden angeschuldigt, Muskelschmerzen und Muskelschwäche zu verursachen. Kritiker der Statine nennen Häufigkeiten bis zu 15 Prozent. Die Autoren des *Lancet*-Artikels behaupten hingegen, dass Statine nur selten für diese Beschwerden verantwortlich sind. Nach deren Auswertungen sind Statine nur bei etwa 5 von je 10000 Behandelten Auslöser von nennenswerten Muskelbeschwerden. Nur eine Person würde über fünf Jahre das schwere Krankheitsbild einer Rhabdomyolyse entwickeln, bei dem sich Muskelgewebe auflöst. Zudem ließe sich dieses Problem verhindern, wenn das Medikament rechtzeitig abgesetzt würde. Gewöhnliche Muskelbeschwerden könnten höchstens bei 100 von 10000 Behandelten den Statinen angelastet werden. Das wären also 1 Prozent und nicht 15 Prozent der Behandelten.

Wie kann es zu solch widersprüchlichen Angaben kommen? Die Verfasser des *Lancet*-Artikels verweisen darauf, dass sie ausschließlich aussagekräftige randomisierte kontrollierte Studien ausgewertet haben, in denen die Statine mit Placebo, also einer Scheinbehandlung, verglichen wurden. Hingegen beruhen die von den Kritikern genannten hohen Zahlen an Nebenwirkungen lediglich auf unkontrollierten Beobachtungen. Eine ursächliche Zuschreibung von Nebenwirkungen ist jedoch nur möglich, wenn diese häufiger unter Statinen auftreten als unter Placebo.

Eine andere systematische Auswertung der Literatur, in einem Cochrane-Review, berichtet ebenfalls keinen wesentlichen Unterschied in der Häufigkeit von Muskelbeschwerden zwischen einer Behandlung mit Statinen oder Placebo. In beiden Gruppen klagten etwa 9 Prozent der Studienteilnehmer über Muskelschmerzen. Cochrane-Reviews genießen unter Wissenschaftlern ein hohes Maß an Glaubwürdigkeit. Sie werden nach strengen methodischen Regeln erstellt. Allerdings sind einige Autoren des Cochrane-Reviews auch am *Lancet*-Artikel beteiligt.

## Fragen Sie nicht Ihren Arzt oder Apotheker!

Sind Muskelschmerzen und Schwäche in den Beinen also nur Einbildung? Muskelbeschwerden sind alltäglich. Üblicherweise wird ihnen keine übertriebene Bedeutung zugemessen. Wenn sie aber im Beipackzettel gelistet sind, dann werden sie möglicherweise anders wahrgenommen. Oder der Arzt verweist sogar auf diese möglichen Nebenwirkungen bei der Verschreibung des Medikaments. Plötzlich machen sich die Muskeln bemerkbar.

Im Beipackzettel finden sich folgende Informationen zu den Nebenwirkungen von Statinen. Hier ein Ausschnitt aus einer Gebrauchsinformation aus dem Internet zu einem Statin mit dem Handelsnahmen Crestor®:

Gebrauchsinformation: Information für den Anwender

**Crestor® 5 mg /-10 mg / -20 mg Filmtabletten**

Mögliche Nebenwirkungen, die häufig auftreten
(diese können bei weniger als 1 von 10, aber mehr als
1 von 100 Patienten auftreten):

- Kopfschmerzen
- Bauchschmerzen
- Verstopfung
- Übelkeit
- Muskelschmerzen
- Kraftlosigkeit
- Schwindel

(http://www.patienteninfo-service.de/a-z-liste/c/crestorR-5-mg-10-mg-20-mg-filmtabletten/ Zugriff 27. Jan. 2017)

Es sind die Häufigkeiten der Nebenwirkungen unter Einnahme von Statinen aufgelistet. Wie oft diese Beschwerden im alltäglichen Leben ohne Behandlung oder unter Placebo auftreten, wird in der Gebrauchsinformation nicht mitgeteilt. Könnte es sein, dass Ärzte, Apotheker und Patienten die Beipackzettel nicht verstehen und die gelisteten Häufigkeiten von Nebenwirkungen irrtümlicherweise den Statinen zuschreiben?

Mit meiner Kollegin, Viktoria Mühlbauer, einer Apothekerin, sind wir dieser Frage nachgegangen. Schon lange hatten wir den Eindruck gewonnen, dass die Beipackzettel falsch ausgelegt werden. Zwar ist bekannt, dass diese Produktinformationen schlecht lesbar und wenig verständlich sind. Die Frage, wie die Häufigkeitsangaben von Nebenwirkungen interpretiert werden, wurde bisher aber nicht untersucht.

Wir haben Ausschnitte aus Beipackzetteln Ärzten, Apothekern, Studierenden der Medizin, der Pharmazie und der Gesundheitswissenschaften sowie Patientenberaterinnen vorgelegt. Die Ergebnisse waren eindeutig. Angaben zu Häufigkeiten von Nebenwirkungen in Beipackzetteln werden nicht verstanden. Die gelisteten Häufigkeiten werden ursächlich dem Medikament zugeschrieben. Die meisten Studienteilnehmer waren sich nicht bewusst, dass eine solche Beurteilung gar nicht möglich ist. Es fehlen dazu die Angaben für eine vergleichbare Gruppe von Personen, die das Medikament nicht einnehmen.

Eine Lösung des Problems Beipackzettel ist nicht in Sicht. Wir haben die zuständige Behörde in Deutschland, das Bundesinstitut für Arzneimittel und Medizinprodukte, über die missverständlichen Beipackzettel informiert und eine Überarbeitung gefordert. Das Institut scheint jedoch keinen Handlungsbedarf zu sehen.

## Studienplanung kann Nebenwirkungen verschleiern

Ist das Problem der Nebenwirkungen von Statinen nun gelöst? Zweifel an der Glaubwürdigkeit der Studien werden wohl weiterbestehen. Die Herausgeberin des *British Medical Journal* hat vorgeschlagen, einen weiteren Review von unabhängigen Autoren verfassen zu lassen. Vor allem müsste dabei geprüft werden, ob die verfügbaren Studien faire Vergleiche zwischen Placebo und Statinen überhaupt zulassen. Es besteht der Verdacht, dass Personen mit einer Veranlagung für schwere Muskelschmerzen erst gar nicht in die Studien eingeschlossen werden. Wenn sich bei probeweiser Behandlung mit einem Statin herausstellt, dass Muskelbeschwerden auftreten, könnten diese Personen von vornherein aus den Studien ausgeschlossen werden. Schwere Fälle von Unverträglichkeiten von Statinen würden dann gar nicht mehr oder seltener beim Vergleich mit Placebo zu beobachten sein.

Auch wer in einem Probelauf schon bei Verabreichung von Placebo über Nebenwirkungen klagt, könnte ausgeschlossen werden. Dann würde es vermutlich unter Studienbedingungen insgesamt weniger Muskelbeschwerden geben als im realen Praxisalltag.

Man darf gespannt sein, ob es wirklich eine weitere, diesmal mit dem Label «unabhängig» versehene Auswertung der Studien zu Statinen mit allen verfügbaren Daten geben wird und ob diese Analysen neue Erkenntnisse zu den Nebenwirkungen der Statine bringen werden.

Offene Fragen bleiben dennoch. Hier nur einige: Wie lange sollen Statine eingenommen werden? Nur einige Jahre oder ein Leben lang, bis zum Tod mit 90 Jahren, oder soll mit 70 diese Vorsorge beendet werden? Was passiert, wenn nach

20 Jahren oder beispielsweise bei einer Krebserkrankung die Statine abgesetzt werden? Gibt es unerwünschte Wirkungen, die erst nach jahrelanger Anwendung sichtbar werden? Kann es wirklich zu Denkstörungen bis hin zur Demenz kommen, insbesondere bei zu hoher Dosierung der Statine und bei älteren Menschen? Soll ein bestimmter Zielwert angestrebt werden, oder ist es egal, wie hoch der Cholesterinwert im Blut ist, Hauptsache, das Statin wird eingenommen? Ist es dann überhaupt noch sinnvoll, den Cholesterinspiegel im Blut zu messen? Und so bleibt die Frage weiterhin offen: «Welche Bedeutung hat der Cholesterinspiegel für die Vorsorge?»

## VORSORGE BLUTHOCHDRUCK – GUT, WENN RICHTIG GEMACHT

Beim Hausarzt, vom Notarzt und im Krankenhaus: Der Blutdruck wird meist ungefragt routinemäßig gecheckt. Es ist quasi der Handschlag zur Begrüßung beim Arzt.

Auch wenn es sicher Wichtigeres gibt, um das Befinden eines Menschen zu erkunden, so hat die Messung des Blutdrucks durchaus ihre Berechtigung. Hochdruck im Blutkreislauf über lange Jahre, auch Hypertonie genannt, schädigt Herz und Nieren. Das Risiko für einen Schlaganfall steigt. Zahlreiche gute Studien belegen, dass die Behandlung von hohem Blutdruck das Risiko für Herzinfarkte und Schlaganfälle mindern kann. Bei Nierenerkrankungen schützt die Behandlung vor vorzeitigem Nierenversagen. Behandlung von Bluthochdruck kann zweifelsfrei das Leben verlängern.

Die Frage ist, was ein normaler Blutdruck ist? Anfangs gab es nur grobe Richtwerte, 100 plus Alter war die Regel. Seitdem die Menschen aber immer älter werden, passt das nicht mehr. Einen Blutdruck von 190 mmHg bei Senioren würden die Ärzte heute nicht mehr tolerieren. Zu Recht. Auch ältere Menschen kann die Behandlung von Bluthochdruck vor Schlaganfall und Herzversagen schützen. Die Grenzwerte wurden dementsprechend gesenkt. In den 70er Jahren galten Werte bis zu 160/95 mmHg als normal, später wurden die Grenzwerte auf 140/90 mmHg gesenkt, unabhängig vom Alter, dann auf 130/85 mmHg. Schließlich forderten Experten sogar ein Limit von 120/70 mmHg. Vor wenigen Jahren wurde nun die Reißleine gezogen. Der offizielle Grenzwert liegt wieder bei 140/90 mmHg. Was war geschehen? Eine gut durchgeführte Studie mit dem Namenskürzel ACCORD hatte unerwartete Ergebnisse gebracht. Sie verglich zwei Gruppen von Patienten mit Diabetes. Die eine Gruppe wurde mit dem Ziel behandelt, die Werte knapp unter 140 mmHg zu senken, die andere sollte Werte unter 120 mmHg erreichen. Trotz deutlicher Unterschiede in den erzielten Blutdruckwerten gab es nach fünf Jahren keinen Unterschied in der Sterblichkeit an Erkrankungen des Herz-Kreislauf-Systems. Die Gruppe mit den niedrigen Zielwerten erlitt jedoch häufiger schwere unerwünschte Nebenwirkungen durch die blutdrucksenkenden Medikamente. Das Ergebnis erschien insgesamt eindeutig: Es gibt keinen Nutzen, aber Schaden.

Unstimmigkeiten bestehen dennoch weiterhin. So hat eine andere Untersuchung, die SPRINT-Studie, kürzlich doch wieder Vorteile von niedrigeren Blutdruckwerten beobachtet, zumindest bei Patienten ohne Diabetes, aber bereits geschädigten Herzen. Die Studie hat der Kritik jedoch nicht standgehalten. Die Ergebnisse wären nicht verwertbar, hieß es von vielen Seiten. Schließlich wäre der Blutdruck nicht nach praxisüblichen Verfahren gemessen worden. Somit wird deutlich, dass bei Bluthochdruck vieles falsch laufen kann.

Den Druck im Blut kann man nicht spüren, man muss ihn messen. Die Messung hat jedoch ihre Tücken. Der Blutdruck schwankt, und zwar schnell und empfindlich. Schon das Treppensteigen in die Arztpraxis und der Stress mit dem Kind am Arm treiben ihn in die Höhe. Der Druck soll in Ruhe gemessen werden, entspannt, der Arm soll aufliegen und nicht in der Luft hängen. Die Blutdruckmanschette muss richtig platziert werden, d.h. am Oberarm in Herzhöhe. Bei kräftigen Oberarmen müssen spezielle längere Blutdruckmanschetten benutzt werden. Bei Kindern entsprechend kleinere Manschetten. Zwei Finger der Arzthelferin oder des Arztes müssen beim Aufpumpen der Manschette den Puls am Handgelenk kontrollieren, damit nicht zu wenig oder zu hoch aufgepumpt wird. Nachpumpen ist zu vermeiden. Das Hörrohr muss richtig in der Armbeuge liegen. Es sollte zwei Messungen geben, mit einigen Minuten Abstand. Der zweite Wert ist fast immer niedriger. Das sind nur die wichtigsten Regeln für eine korrekte Blutdruckmessung in der Arztpraxis. Leider wird häufig falsch gemessen. Zu selten wird korrektes Blutdruckmessen in der Ausbildung der Medizinstudierenden geübt. Oft ist es die Krankenschwester, die dem jungen Arzt das Blutdruckmessen erstmals erklärt. Aber auch in der Pflegeausbildung wird das Messen des Blutdrucks nicht immer systematisch nach den Regeln der Kunst gelehrt. Abbildungen von inkorrekten Blutdruckmessungen in Zeitschriften und anderen Medien sind ein weiteres Ärgernis. Auf diese Weise führt eine der häufigsten Vorsorgeuntersuchungen zu vielen falschen Ergebnissen. Meist sind die Werte zu hoch gemessen. Gesunde Menschen werden folglich unnötig mit Medikamenten behandelt.

Die Selbstmessung des Blutdrucks durch die Patienten ist sinnvoll. Sie muss jedoch richtig durchgeführt werden. Dazu müssen die Patienten angeleitet werden. Oft sind die Werte nur in der Arztpraxis zu hoch. Die Aufregung beim Arzt kann schon reichen, um den Blutdruck über die Grenze zu treiben. Zu Hause können die Werte völlig normal sein. Die Fachleute nennen das Weißkittelhypertonie. Eine Behandlung ist in solchen Fällen nicht angebracht, zumindest vorerst.

Nicht nur falsche Messungen des Blutdrucks können zu Fehlentscheidungen führen. Auch die Behandlung mit Medikamenten wird häufig nicht sachgerecht durchgeführt. Oft wird zu schnell und zu viel behandelt. Gerade im Krankenhaus neigen die meist jungen Ärzte zur Überreaktion. Der Patient wird dann mit neuen Medikamenten nach Hause entlassen, ohne dass die Auswirkungen mit der nötigen Sorgfalt beobachtet werden. Medikamente zur Blutdrucksenkung sind sehr wirksam, vorausgesetzt, sie werden eingenommen. Die volle Wirkung wird aber meist erst nach wenigen Wochen sichtbar. Dann kann der Blutdruck zu tief sinken. Schwindel und Schwäche können die Folgen sein. Im schlimmsten Fall stürzen alte Menschen und verletzen sich.

Trotz des häufigen Kontrollierens des Blutdrucks und der weiterverbreiteten Behandlung mit blutdrucksenkenden Medikamenten klagen die Prüfer der Volksgesundheit, die sogenannten Public-Health-Experten, unermüdlich in regelmäßigen Abständen über eine unzureichende Kontrolle der Hypertonie in der Bevölkerung. Zu viele Menschen hätten zu hohe Blutdruckwerte, trotz Behandlung. Die Klage wird seit Jahrzehnten erhoben. Aber auch die Ursachen sind seit mehr als 50 Jahren bekannt. Ebenso, was dagegen getan werden kann. Es wäre einfach und billig. Allein, es fehlen offenbar die Einsicht und der Wille zur Umsetzung.

Der klassische Fall, der sich alltäglich in den Praxen abspielt: Der Arzt diagnostiziert einen zu hohen Blutdruck.

Er spricht dem Patienten ins Gewissen, er müsse Gewicht abnehmen. Der Patient kommt wieder, hat sogar ein paar Kilogramm an Gewicht verloren, der Blutdruck hat sich verbessert. Es reicht aber nicht. Der Arzt verordnet ein Medikament. Nach 3 Monaten ist der Blutdruck weiterhin zu hoch. Drei Monate später immer noch. Der Arzt verordnet ein 2. Medikament zur Blutdrucksenkung. Inzwischen hat der Patient wieder an Gewicht zugenommen. Der Blutdruck ist so hoch wie zuvor trotz Behandlung mit 2 blutdrucksenkenden Präparaten.

Was ist das Problem? Seit mehr als 30 Jahren präsentiere ich diese Denkaufgabe in Vorträgen und Seminaren mit Studierenden, Pflege- und anderen Gesundheitsfachkräften, Hausärzten und Fachärzten, in Deutschland und anderen Ländern. Und immer gibt es zahlreiche ähnliche Vorschläge für das weitere Vorgehen, um den Blutdruck des Patienten unter Kontrolle zu bekommen. Das beginnt mit der Anregung, weitere, teils eingreifende, medizinische Untersuchungen durchzuführen, um eventuelle seltene Organerkrankungen auszuschließen. Fast immer wird empfohlen, andere Medikamente auszuprobieren. Nur ausnahmsweise, und dann meist erst nach längeren Diskussionen mit kleinen Hilfestellungen, findet eine Seminarteilnehmerin die Lösung. Der Patient hat noch keines der Medikamente jemals eingenommen. Es ist die häufigste Ursache, warum blutdrucksenkende Medikamente nicht wirken. Das Beispiel ist real. Ich habe es selbst erfahren. Der Patient war in einem meiner ersten Schulungskurse für Patienten zur Behandlung von Hypertonie. Erst beim dritten Gruppentreffen, in dem die teilnehmenden Patienten die Beipackzettel ihrer Medikamente mit in den Kurs bringen, um über Nebenwirkungen zu sprechen, hatte dieser Mann berichtet, dass er auch das erste Medikament noch gar nicht versucht hatte. Er hätte sich ja wohl gefühlt und die Liste an Nebenwirkungen hätte ihn abgeschreckt.

Die Ärzte und auch alle anderen Gesundheitsfachkräfte ziehen oft nicht in Erwägung, dass Patienten Medikamente nicht nach Vorschrift anwenden. Sie meinen, sie hätten eine gute Beziehung mit dem Patienten. Sie sprechen auf den Patienten ein, der Patient lächelt und nickt. Damit ist es oft getan. Dazu gibt es zahlreiche Studien. Sie bestätigen, dass die Ärzte nicht ausreichend über die Medikamente informieren, die sie den Patienten verordnen. Wenn der Patient die Praxis verlässt, hat er oft nicht verstanden, warum er ein Medikament einnehmen soll. Gerade bei den blutdrucksenkenden Medikamenten wissen die Patienten häufig nicht, wie lange die Behandlung fortzuführen ist. Auch setzen sie die Medikamente wieder ab, wenn der Blutdruck erst einmal den Zielbereich erreicht hat. Sie verstehen oft nicht, dass diese Medikamente dauerhaft anzuwenden sind.

Seit Jahrzehnten ist bekannt, dass Menschen mit Hypertonie geschult werden müssen, um ihren hohen Blutdruck erfolgreich behandeln zu können. Sie müssen die Möglichkeit haben, ihren Blutdruck selbst zu kontrollieren, sie wollen erfahren, ob und wie sie den Blutdruck auch ohne Medikamente senken können, und sie möchten verstehen, wie Medikamente so angewendet werden, dass sie helfen und nicht schaden. Ähnlich wie zur Schulung von Patienten mit Diabetes gibt es gut untersuchte und wirksame Schulungsprogramme für Patienten mit Hypertonie. Sie werden sogar von den Krankenkassen bezahlt. Dennoch kommen sie kaum zum Einsatz. Und so werden Unmengen an Medikamenten an Patienten verordnet, ohne dass diese ihre Wirkung entfalten können. Eine effektvolle Vorsorge bleibt unwirksam, weil sie nicht qualifiziert umgesetzt wird.

Stattdessen werden nun technische Lösungen für das Problem Hypertonie propagiert. Diese stoßen auf sehr viel mehr Gehör als die Angebote zur Patientenschulung. Telemedizin und Gesundheitsapps sollen Patienten mit Hypertonie kontrollieren. Die Patienten sollen «an die Leine» genommen werden, wie ich es kürzlich von einem technikbegeisterten Experten auf einer medizinischen Veranstaltung gehört habe. Die Betroffenen sollen ihre Blutdruckwerte selbst messen und dann dem Arzt zur Beurteilung übermitteln, telemedizinisch oder über Apps.

Schulungsprogramme wollen hingegen den Patienten ermöglichen, sich von der Leine der Ärzte zu lösen, jedenfalls soweit sinnvoll und möglich. Sich frei und unabhängig bewegen können, das ist es, was die Menschen heute zunehmend wünschen. Auch ältere Menschen ziehen es vor, selbst beurteilen zu können, ob die Blutdruckwerte gut eingestellt sind, und eventuell auch die Medikamente selbst zielführend anpassen zu können.

Es bleibt abzuwarten, ob die technische Überwachung die Vorsorge verbessert oder gar behindert. Nutzen und Schaden der technischen Steuerung und Überwachung müssen ebenso in guten randomisierten kontrollierten Studien getestet werden wie Maßnahmen, die zum Selbstmanagement von chronischen Krankheiten ermächtigen. Fremdüberwachung und Fremdsteuerung oder Selbstmanagement und Unabhängigkeit: Wofür werden sich unsere Bürger entscheiden?

## VORSORGE ANEURYSMA – RITUELLE MANIPULATION AN DER LEBENSADER

*Der Routine-Check-up hat einen alarmierenden Befund ergeben. Die Bauchschlagader zeigt eine Ausbuchtung. Die Mediziner nennen es Aneurysma. Es könnte reißen. Dann wäre es lebensbedrohlich. Der Mann ist zutiefst beunruhigt. Er ist jetzt 67 Jahre alt, eigentlich fühlt er sich noch ganz fit, trotz des jahrzehntelangen Rauchens. Zwar sollte auch der Blutdruck behandelt werden, der Hausarzt hat das schon vor einigen Jahren angeraten. Bisher wollte er Medikamente jedoch lieber vermeiden.*

Das Aneurysma der großen Schlagader, der Aorta, ist eine typische Folge der Alterung der Blutgefäße, ein Zeichen von Arterienverkalkung. Es findet sich eher bei Rauchern und bei hohem Blutdruck. Der hohe Druck in der Bauchschlagader kann das Einreißen des Blutgefäßes noch begünstigen.

Ab einer bestimmten Größe des Aneurysmas wird heute eine Operation empfohlen. Das große Blutgefäß soll stabilisiert werden, der Riss soll verhindert werden. Das geschieht entweder durch das Einführen eines Gefäßgitters über eine Schlagader in der Leiste oder durch die Stabilisierung der Schwachstelle mit einer Teilgefäßprothese über eine offene Operation mit Bauchschnitt.

Der Mann in unserem Beispiel hat ein kleineres Aneurysma von 3 cm Durchmesser. Eine Operation ist noch nicht angebracht. Trotzdem hat er das Gefühl, eine tickende Zeitbombe in sich zu tragen. In jedem Fall stellt er das Rauchen sofort ein, er hatte es sich ja ohnehin schon so oft vorgenommen, diesmal soll es endgültig sein. Und auch der Blutdruck muss nun behandelt werden. Das leuchtet ein, den Überdruck kann er selbst reduzieren und somit das Risiko für eine Ruptur, wie man das Reißen bezeichnet, deutlich vermindern.

Sowohl das Beenden des Rauchens als auch die Behandlung eines unkontrollierten Bluthochdrucks kann die Lebenserwartung nachweislich um einige Jahre verlängern. Das wirkt sich nicht nur günstig auf die große Bauchschlagader aus, sondern auch auf das Risiko für Herzinfarkte und Schlaganfall sowie das Funktionieren von Nieren und Lungen.

Auf diese Weise hat die Vorsorgeuntersuchung relevante positive Auswirkungen auf die Gesundheit von rauchenden Männern. Der Schrecken der Diagnose hat nützliche Begleiteffekte – zumindest was die Lebenserwartung dieser Personengruppe angeht.

Tatsächlich finden sich solche Ergebnisse auch in den Studien, die das Screening der Bauchaorta untersucht haben. Die Screening-Gruppe hatte einen Überlebensvorteil im Vergleich zur Gruppe der Männer, die nicht zum Screening eingeladen waren. Das ist erstaunlich und unerwartet, da lebensbedrohliche Aneurysmen sogar bei rauchenden Männern eine vergleichsweise seltene Todesursache sind. Selbst wenn mit dem Screening und der nachfolgenden Operation alle Todesfälle durch Aneurysmen der Bauchaorta verhindert werden könnten, würde sich das nicht erkennbar auf die Gesamtüberlebenszeit auswirken. Sind dafür noch andere Effekte von Bedeutung?

Die Screening-Untersuchung erfolgt mit einem Ultraschallgerät. Es wird auf der Bauchdecke aufgesetzt, und der Arzt kann damit die Form der Aorta beurteilen und eventuelle Ausstülpungen ausmessen. Die Untersuchung selbst hat keine unerwünschten Nebenwirkungen und ist vergleichsweise billig.

Die Folgen können jedoch das Leben eines Menschen und seiner Familie verändern, im Positiven wie auch im Negativen. Sollte sich ein Aneurysma finden, das eine Größe von 5,5 cm überschreitet, wird eventuell zur Operation geraten. Nach Schätzungen des IQWIG reißt ein solches Aneurysma der Bauchschlagader bei etwa 3 bis 6 von 100 Männern innerhalb eines Jahres. Operationen an der großen Bauchschlagader sind aber nicht ungefährlich. Es gilt also Nutzen und Schaden abzuwägen. Wie bei allen Vorsorge- und Früherkennungsuntersuchungen gibt es auch bei der Untersuchung der Bauchaorta Überdiagnosen und Übertherapien. Das heißt, es werden deutlich mehr Aneurysmen gefunden und operiert, als Menschen jemals an einem eingerissenen Aneurysma verstorben wären.

Das IQWIG hat die Studien zum Nutzen und Schaden des Screenings mit dem Ultraschall auf Aneurysmen der Aorta systematisch ausgewertet. Demnach kann das Screening von 1000 Männern bei 3 einen Tod durch das Aneurysma verhindern. Unerklärt bleibt, warum auch die Sterblichkeit an irgendeiner Todesursache dadurch verringert wurde, vermutlich nicht durch die Operationen der Aneurysmen. Möglicherweise jedoch durch die Begleiteffekte. Die Angst vor einem Aneurysma hat möglicherweise viele Studienteilnehmer dazu bewogen, das Rauchen einzustellen und den Blutdruck besser zu behandeln. Angaben zu diesen wichtigen Kollateraleffekten finden sich jedoch nicht in den Studien.

Auch wenn für einzelne Männer die Operation des Aneurysmas tatsächlich das Leben verlängert haben mag, hat es für andere das Leben durch die möglichen Komplikationen oder Folgen der Operation eventuell verkürzt. Für sehr viel mehr Männer mag die Teilnahme an dem Check-up aber das Leben verlängert haben, nicht durch die Operation, sondern durch das Beenden des Rauchens und durch die Behandlung des Bluthochdrucks.

Für diese Annahme spricht auch, dass ein Nutzen des Screenings mit Ultraschall der Bauchaorta bei Frauen nicht nachweisbar ist. Sie rauchen weniger. Aneurysmen der Bauchaorta sind bei Frauen vielleicht auch deshalb seltener als bei Männern. Für Frauen wird ein Screening nicht empfohlen. Auch bei Männern wird das Aneurysma immer seltener, wie Untersuchungen aus Schweden zeigen. Möglicherweise, weil die Männer weniger rauchen.

In der Broschüre des IQWIG für die Männer, denen nun in Deutschland eine einmalige Untersuchung der Bauchaorta mit dem Ultraschall angeboten wird, fehlen die Hinweise auf die Lebensverlängerung durch die Teilnahme der Männer am Screening. Offenbar ist auch das IQWIG davon überzeugt, dass die Lebensverlängerung nicht durch das Screening und die Operationen der Aneurysmen zustande kommt, sondern eher durch die sogenannten Kollateraleffekte.

Was ist das Fazit dieser erstaunlichen Daten zum Screening der Bauchaorta mit dem Ultraschall? Sind das Screening und die eingreifenden Operationen, die daraus folgen, lediglich ein drastisches Ritual, um rauchenden Männern so große Angst vor dem vorzeitigen Tod einzujagen, dass sie endlich mit dem Rauchen aufhören und sich gehorsam den Anweisungen ihrer Ärzte fügen?

Die Frage, die unbeantwortet bleibt, lautet: «Könnte eine bessere Lebenserwartung bei älteren Männern nicht auch ohne das Screening auf Bauchaortenaneurysmen erreicht werden?»

Das Screening der Bauchaorta wird nun Männern ab dem 65. Lebensjahr angeboten. Die Krankenkassen übernehmen die Kosten. Wie auch für andere Vorsorgemaßnahmen in

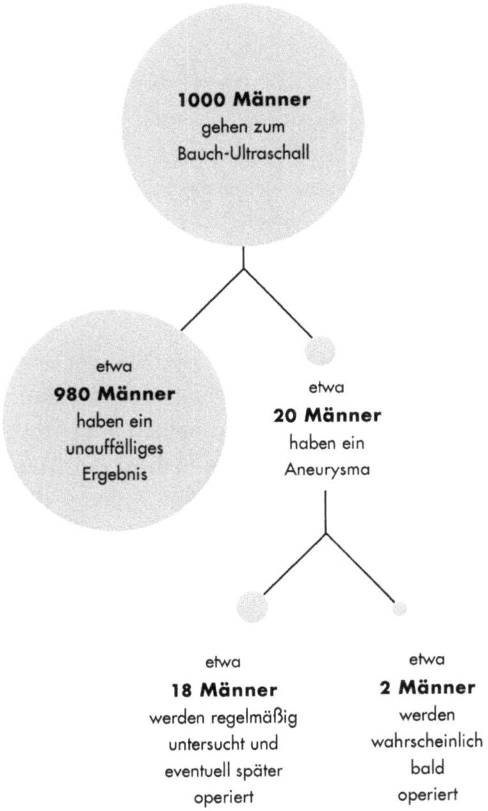


Abb.: Was passiert, wenn 1000 Männer ab 65 Jahren zur Früherkennung gehen?

(Ausschnitt aus der Broschüre des IQWIG «Warum wird Männern eine Untersuchung der Bauchschlagader angeboten?» www.gesundheitsinformation.de)

Deutschland wird es vermutlich auch zu diesen Massenuntersuchungen keine aussagekräftigen Studien geben, die verlässliche Rückschlüsse auf die Qualität der medizinischen Maßnahmen zulassen. Wie ist das Nutzen-Schaden-Verhältnis bei Einführung in das Gesundheitssystem? Werden die betroffenen Männer wirklich eine informierte Entscheidung treffen? Verstehen sie den möglichen Nutzen und Schaden der Untersuchung? Würden vielleicht nicht doch auch viele Männer bei guter Beratung und Aufklärung eher das Rauchen einstellen, auch ohne das Ritual der operativen Manipulation an der Lebensschlagader?

Können wir den Männern die volle Wahrheit nicht zutrauen?

# LEBENSSTIL

## DAS GESUNDE ÜBERGEWICHT

Welches Gewicht gesund ist, bestimmen die Statistiker. Je nachdem, welche Zutaten sie in den Zahlenmix tun, ist es das sogenannte Normalgewicht oder auch das Übergewicht. Unsicher bleiben die Ergebnisse ohnehin. Es gibt nur Beobachtungsstudien, und diese lassen letztlich keine Schlussfolgerungen zu Ursache und Wirkung zu.

Schon vor mehr als 10 Jahren berichteten Wissenschaftler aus der staatlichen US-amerikanischen Gesundheitsbehörde, den *Centers for Disease Control and Prevention*, dass bei Erwachsenen ein *Body Mass Index* (BMI) um die 27 kg/m$^2$ mit der besten Lebenserwartung assoziiert ist, also im Bereich des Übergewichts. Selbst ein BMI im Adipositas Bereich Grad 1 ist nicht risikoreicher als ein BMI im Normalbereich. Insbesondere ältere Menschen haben eine bessere Lebenserwartung, wenn sie übergewichtig oder sogar adipös sind. Hingegen steigt das Risiko für einen frühzeitigen Tod deutlich sowohl bei Untergewicht als auch bei Schwergewicht. Eigene Auswertungen, die Daten aus Deutschland berücksichtigen, kommen zu ähnlichen Ergebnissen. Das Deutsche Ärzteblatt illustrierte dazu 2009 auf dem Titelblatt «Das überschätzte Übergewicht».

Besondere Aufmerksamkeit hat eine aktuelle Meta-Analyse erfahren, einerseits wegen der großen Anzahl der eingeschlossenen Studien und weil die Arbeit in einer der führenden wissenschaftlichen Zeitschriften, dem *Lancet*, publiziert wurde. In dieser Meta-Analyse wollte man möglichst alle Störvariablen ausklammern, um den alleinigen prognostischen Einfluss des BMI auf verschiedene Sterberisiken zu klären. Zu diesem Zweck wurden in die Hauptanalyse nur mehr augenscheinlich gesunde Erwachsene eingeschlossen. Die Mehrheit, nämlich 60 Prozent der ursprünglich in die Beobachtungsstudien einbezogenen Personen, wurden ausgeschlossen. Zu den nicht berücksichtigten Gruppen zählten alle Personen, die jemals geraucht hatten, Personen mit Krebsdiagnosen, Herz-Kreislauf- oder Lungenerkrankungen, und alle Menschen, die in den ersten 5 Jahren nach Beginn der Beobachtungsstudien verstorben waren. Nicht unerwartet war damit die Mehrheit der Studienteilnehmer für die statistische Analyse nicht mehr geeignet. Für die restlichen 40 Prozent der gesunden Studienteilnehmer gab es dann auch das erwünschte Ergebnis: Für diese Supergesunden war die beste Lebenserwartung bei einem BMI im Normalgewichtsbereich zwischen etwa 22 und 24. Bei einer Körpergröße von 170 cm entspricht das einem Gewicht zwischen 59 und 70 kg.

Bei Betrachtung der vollständigen Gesamtpopulationen kommt aber auch diese Meta-Analyse zum Ergebnis, dass die beste Lebenserwartung für Erwachsene im Bereich des Übergewichts liegt. Bei einer Größe von 170 cm wäre das nach der Studie ein Gewicht um die 77 kg. Wenn für die 40 Prozent der eher gesunden Menschen ein BMI im sogenannten Normalbereich das Gewicht mit der besten Lebenserwartung ist, für die Gesamtpopulation hingegen im Übergewichtsbereich, dann muss für die Mehrheit der Menschen, nämlich 60 Prozent der eingeschlossenen Bevölkerungsgruppen, ein noch höherer BMI das Gewicht mit der besten Lebenserwartung sein. Eine weiterführende Erläuterung zu dieser Betrachtungsweise liefern die Autoren in ihrer Veröffentlichung jedoch nicht.

Auffallend ist, dass in dieser Meta-Analyse wie auch oft in anderen Analysen zum Körpergewicht, der sozioökonomische Status als möglicher wichtiger Faktor nicht berücksichtigt wird. Personen aus unteren sozialen bzw. bildungsfernen, einkommensschwachen Schichten sind sehr viel häufiger übergewichtig oder adipös und haben gleichzeitig ein deutlich höheres Risiko, chronisch zu erkranken und früher zu sterben, als Menschen aus hohen sozialen Schichten. Nach Erhebungen der deutschen Gesundheitsstudie haben Frauen mit niedrigem Einkommen eine um acht Jahre geringere Lebenserwartung als Frauen mit hohem Einkommen. Bei Männern beträgt der Unterschied elf Jahre. Ursache für den früheren Tod ist jedoch nicht vorrangig das Übergewicht, sondern das Zusammenspiel diverser individueller und lebensweltlicher Faktoren, die einem gesunden und langen Leben entgegenstehen. Prävention durch Verbesserung der Lebensverhältnisse scheint daher erfolgversprechender als Maßnahmen zur individuellen Verhaltensprävention mit dem Ziel, das Gewicht zu reduzieren.

Die Verfechter der schlanken Körper als Maßstab für Gesundheit lassen jedoch nicht locker. Im April 2017 haben Wissenschaftler der berühmten Bostoner Harvard-Universität eine weitere Analyse veröffentlicht. Sie haben Daten aus drei großen amerikanischen Beobachtungsstudien ausgewertet. Diesmal fassten sie rückblickend den Verlauf des Gewichts ins Auge. Der maximal erreichte BMI während der zurückliegenden 16 Jahre wurde nun in Beziehung zu den Sterbe- und Krankheitsdaten gesetzt. Und siehe da, so geht es auch. Wenn der maximal erreichte BMI nicht im Bereich des Normalgewichts liegt, dann werden mehr Todesfälle gezählt. Auch das Risiko für Herzerkrankungen ist höher. Für Schlaganfall war das Ergebnis wenig eindeutig.

Kein Zusammenhang fand sich für Krebsleiden. Erkrankungen der Atemwege wurden sogar deutlich seltener bei Übergewicht beobachtet. Bei genauerem Hinsehen wird ein weiterer Schwachpunkt erkenntlich. Die Unterschiede zwischen Normal- und Übergewicht sind minimal und variabel. Für Menschen jenseits der 70 Jahre ist auch in dieser Studie Übergewicht so gut wie bedeutungslos. Und ganz nebenbei zeigte sich auch in dieser Studie wieder, was man so gar nicht wahrhaben möchte: Das Gewicht mit der besten Lebenserwartung ist das Übergewicht. Jedenfalls, wenn es, wie bisher üblich, zu Beginn der Beobachtungsstudien gemessen wird.

Weil der Body-Mass-Index nicht mehr taugt, die Übergewichtigen schuldig zu sprechen, soll das jetzt der Bauchumfang übernehmen oder das Verhältnis von Taille zu Hüftumfang. Mehr als 82 cm für Frauen und mehr als 102 cm für Männer darf die Taille nicht messen. Warum es 82 und nicht 80 oder 84 cm sind, erschließt sich nicht. Und warum ein Wert für Kleine und Große gleichermaßen gelten soll, schon gar nicht. Dass beim Messen geschwindelt werden kann, ist der taillenbewussten Frau jedenfalls bekannt.

«Vom Vater hab' ich die Statur und vom Mütterchen die Frohnatur.» So meinte schon vor mehr als 200 Jahren unser großer Dichter und Gelehrter Johann Wolfgang von Goethe. Ob sich die Polster an den Hüften festsetzen oder der Bauch sich spitz nach vorne schiebt, ist uns in die Wiege gelegt. Selbst mit größter Trainingsdisziplin lässt sich daran nur wenig modellieren. An der Gestalt erkennen wir einen Menschen. Nur bei schwerem Übergewicht oder starker Abmagerung schwinden die persönlichen Konturen.

Und so könnte es auch mit den Gesundheitsrisiken sein, die der Gestalt und dem Gewicht zugeschrieben werden.

Auch die Anfälligkeit für bestimmte Erkrankungen ist nicht unwesentlich durch unsere genetische Ausstattung programmiert. Das Gewicht kann dazu beitragen, die Risiken sichtbar zu machen. So steigt der Blutzucker bei Gewichtszunahme an, wenn man die Veranlagung dazu hat. Ob das letztlich auch die Ursache für das häufigere Auftreten der Herz-Kreislauf-Erkrankungen ist oder ob es sich eher um Phänomene handelt, die lediglich zeitgleich auftreten, ist nicht ausreichend geklärt. Jedenfalls ist es bisher nicht geglückt, überzeugend zu zeigen, dass das Risiko für den Herztod sinkt, wenn Übergewicht reduziert wird.

Der Rettungsring oder das Hüftgold gelten nicht zu Unrecht als Reserven für schlechte Zeiten. Neuere wissenschaftliche Studien sprechen vom «obesity paradox». Auch wenn Übergewicht das Risiko für die Diagnose von Diabetes oder einer Herz-Kreislauf-Erkrankung erhöht, finden sich entgegengesetzte Befunde bei Menschen, die bereits Diabetes oder eine Herz-Kreislauf-Erkrankung haben. Hier prognostiziert Übergewicht Überlebensvorteil. Deshalb spricht man von einem Paradoxon. Die Gründe dafür sind nicht völlig geklärt. Möglicherweise haben schlanke Menschen, bei denen eine Zuckerkrankheit oder Bluthochdruck festgestellt wird, einen schwereren Krankheitsbefund als Übergewichtige, bei denen ein etwas erhöhter Blutzucker oder Blutdruck gemessen wird. Auch bei chronischer Herzschwäche oder Lungen- und Nierenversagen gehen Fettreserven mit einem Überlebensvorteil einher. Das gilt ebenso für schwere Infektionskrankheiten oder wenn nach Operationen längere Zeit auf der Intensivstation behandelt werden muss.

Auch die Senioren und Hochbetagten müssen sich nicht mehr quälen mit Diäten. Die Lebenserwartung ist für sie eher besser, wenn Sie übergewichtig sind als normalgewichtig. Untergewicht und massive Fettsucht sind hingegen sehr wohl ein Risiko für einen früheren Tod. Sie teilen mit den Rauchern ein vergleichbar hohes Risiko.

## VORSORGE DURCH ERNÄHRUNG – KEINE CHANCE

### An apple a day …

… keeps the doctor away. Das gilt in unserer übersättigten Gesellschaft nicht mehr. Unsere Bürger sind ausreichend mit allen notwendigen Nährstoffen versorgt. Und der Doktor bleibt trotzdem nicht fern. Im Gegenteil, noch nie war die Bevölkerung in Deutschland so intensiv durch Ärzte betreut.

Die Deutsche Gesellschaft für Ernährung (DGE) ist aber von einer ausreichenden Versorgung der Menschen offenbar nicht überzeugt. Demonstrativ stützt sie die «5 am Tag» Kampagnen – fünf Portionen Obst und Gemüse sollen wir täglich konsumieren, um gesund zu bleiben. Ganz Eifrige fordern sogar «7 am Tag». Zur Lebensmittelpyramide, wer kennt sie nicht? – bietet die DGE nun ein 14 cm hohes Faltmodell, das man sich in die Küche stellen kann.

In den USA hatte das Gesundheitsministerium schon vor 20 Jahren eine große Untersuchung finanziert, um festzustellen, ob «die gesunde Ernährung» vor wichtigen Krankheiten schützt. Es wurden dazu fast 50 000 Frauen im Alter zwischen 50 und 70 Jahren nach dem Zufallsprinzip in zwei Gruppen zugeordnet. Die eine Gruppe ernährte sich weiterhin so wie bisher. Die andere Gruppe erhielt die «gesunde Ernährung» mit 5-mal pro Tag Obst und Gemüse, viele Ballaststoffe und vor allem fettreduziert. Damit es auch klappt mit der Ernährungsumstellung, stand den Frauen eine Schar von Ernährungsberatern und Verhaltenstherapeuten zur Seite. Es gab Einzel- und Gruppenschulungen und einen persönlichen Coach für jede Studienteilnehmerin. Die Ergebnisse waren jedoch ernüchternd. Am Ende der Studie, nach 8 Jahren, zeigten sich keine Auswirkungen auf Herz-Kreislauf-Komplikationen oder Brust- und Darmkrebs. In beiden Gruppen waren gleich viele Frauen verstorben. Wie man sich denken kann, waren die Kritiker der Studie sofort zur Stelle. Die «gesunde Ernährung» wäre nicht ausreichend umgesetzt worden. Zwar hätten sich die Frauen und deren Betreuer redlich bemüht. Aber der Unterschied in der Ernährung zwischen den Studiengruppen wäre nicht mehr als «ein Apfel pro Tag» gewesen. Offenbar ist das zu wenig, um den Doktor vom Leib zu halten. Oder eben auch überflüssig, weil die Ernährung ohnehin schon gesund genug ist. Immerhin steigt die Lebenserwartung kontinuierlich in unseren industrialisierten Ländern, trotz Übergewicht – oder vielleicht gerade deshalb. Jedenfalls wäre eine noch intensivere Betreuung als in der amerikanischen Studie, selbst in einem so reichen Land wie Deutschland, nicht organisierbar. Und wollten wir mit unseren Krankenversicherungsbeiträgen wirklich für eine nutzlose Ernährungsbehandlung bezahlen?

Wie kann es also sein, dass weiterhin so viel Wirbel um die gesunde Ernährung gemacht wird? Und warum wird diese amerikanische Studie nicht zur Kenntnis genommen? Es gilt der Einwand, dass gesunde Ernährung schon im Kindesalter beginnen muss und nicht erst bei Erwachsenen. Möglich, aber Erwachsene sollte man dann in Ruhe lassen, zumindest Frauen. Und für Kinder steht der Beweis aus, was für sie gesunde Ernährung heute bedeutet.

Die amerikanische Ernährungsstudie ist die wichtigste

und am besten durchgeführte randomisierte kontrollierte Untersuchung zur gesunden Ernährung. Trotzdem wird so getan, als gebe es diese Studie nicht. In der Leitlinie der Deutschen Gesellschaft für Ernährung zur Adipositas wird die amerikanische Ernährungsstudie im Quellenverzeichnis nicht einmal aufgeführt. Stattdessen werden andere weniger aussagekräftige Untersuchungen herangezogen, um gefällige Argumente zu untermauern. Weiterhin wird von der DGE eine fettreduzierte Ernährung propagiert, obwohl inzwischen klar geworden ist, dass die Menschen dann die entstandene Kalorienlücke mit Zucker auffüllen. Amerikanische Wissenschaftler gehen inzwischen davon aus, dass diese jahrelang forcierte fettreduzierte Ernährung wesentlich zum Problem der extremen Adipositas beigetragen hat. Sie haben ihren Irrtum korrigiert. Eine fettreduzierte Ernährung wird nicht mehr empfohlen. Fett darf wieder gegessen werden. Nicht so in Deutschland.

Die Leitlinie der Deutschen Gesellschaft für Ernährung nennt sich evidenzbasiert, was impliziert, dass sie die besten wissenschaftlichen Beweise nutzt. Tut sie aber nicht. Es ist schändlich, dass sich die Leitlinie mit dem Label «Evidenzbasiert» schmückt. Das ist Betrug an den Nutzern der Leitlinien und ein Bärendienst an dem Bemühen, vertrauenswürdige Behandlungsleitlinien zu erstellen. Kein Wunder, dass Leitlinien kein Vertrauen genießen, und unerträglich, dass die evidenzbasierte Medizin hier missbraucht wird!

Es ist erstaunlich, wie anpassungsfähig wir als Menschen sind. Wir überleben, auch wenn die Lebensverhältnisse karg sind und die Nahrungsauswahl bescheiden.

Heute essen wir Designer Food. Junge Leute wissen oft gar nicht mehr, was Vollmilch ist. Sie kennen lactosefrei, fettreduziert oder Milchersatz aus Soja, Getreide oder Mandeln, angereichert mit Calcium, Vitaminen, Omega-3-Fettsäuren oder neuerdings Lupinenextrakten. Vegane Produkte werden inzwischen im Chemielabor hergestellt. Innerhalb von wenigen Jahrzehnten hat sich unsere Nahrung drastisch verändert. Niemals zuvor hat es über Millionen von Jahren eine derartige Fülle an artifiziellen und exotischen Lebensmitteln gegeben. Offensichtlich können wir menschliche Lebewesen auch damit prächtig gedeihen und funktionieren. Selbst gegen die Überdosen von Obst als Smoothies oder neuerdings Superfood scheint unser Organismus gewappnet zu sein. Oder vielleicht doch nicht? Sind die zahlreichen neuen Leiden wie Reizdarm, Unverträglichkeiten und Allergien Ergebnis dieser vermeintlich besonders gesunden Kunstnahrung?

Keine Frage, unser Essen ist sicherer geworden. Vor allem durch moderne Verfahren der Konservierung sterben wir heute seltener an verdorbener Nahrung oder Hunger. Niemand müsste mehr hungern. Die Lebensmittelindustrie hat wesentlich zur Verbesserung unserer Gesundheit beigetragen.

Unsicher bleibt, wie unser menschlicher Körper langfristig mit all den überflüssigen chemischen Zusatzstoffen, Nahrungsergänzungsmitteln und künstlichen Produkten zu leben lernt. Wir wissen es nicht. Wissenschaftliche Studien, die diese Frage klären könnten, wird es nicht geben. Zu komplex und variabel sind die Kompositionen und Inhaltsstoffe unserer modernen Ernährung.

## Wenn Darmbakterien schlank und schlau machen sollen

«Die Darmbakterien wollen auch etwas essen. Nur wenn ich meine Darmbakterien damit versorge, was ihnen schmeckt, dann bleiben sie auch gerne in meinem Darm und vermehren sich, und ich habe dann die Darmbakterien, die mich schlank machen.» Das verkündet im öffentlichen Fernsehen im Jahr 2017 eine Ärztin und Professorin für Gesundheitsförderung. Äpfel mit Pektin und Schokolade füttern die gesunden Keime, aber nur die dunkle Schokolade bringt etwas für die schlank machenden Darmbakterien. Die Darmbakterien müssen also gefüttert werden. Der Unsinn in den Gesundheitssendungen im Fernsehen und den Magazinen scheint keine Grenzen zu kennen.

Die Darmbakterien sollen nicht nur schlank, sondern auch schlau machen. Sie sollen für unsere Intelligenz verantwortlich sein. Gehirnentwicklung bei kleinen Kindern soll nur funktionieren, wenn der Darm in Ordnung ist. Bei Erwachsenen sollen die Darmbakterien Stress reduzieren und Depressionen lindern. Ältere Menschen sollen länger fit bleiben, wenn sie eine gesunde Darmflora haben. Wenn sie hingegen schwächelt, dann steigt das Risiko, gebrechlicher zu werden. Gegen Gebrechlichkeit sollen Nüsse, Äpfel und Sauerkraut schützen. Alles was schlank macht, tut auch dem Gehirn gut, wird mit Inbrunst prophezeit.

Neue Wissenschaftstheorien schaffen es immer wieder in die Öffentlichkeit, auch wenn es nur Hypothesen sind. Sie stützen sich im Wesentlichen auf Laborstudien. Tierexperimente sind aber wenig relevant für das Leben von Menschen. Die meisten Untersuchungen mit Mäusen und Ratten sind wertlos. Viele sind nicht einmal replizierbar. Andere Wissenschaftler können die Studien nicht wiederholen. Für den Menschen sind die Ergebnisse selten relevant. Das Deutsche Netzwerk Evidenzbasierte Medizin (www.ebm-netzwerk.de) hat das Problem des Wissenschaftsmülls auf der Jahrestagung 2017 zum Thema gemacht. 500 Experten haben sich mit dem Problem der wertlosen Wissenschaft auseinandergesetzt. Die meisten Tierexperimente sind für die Medizin nutzlos. Viele Ärzte können jedoch die wissenschaftlichen Studienergebnisse nicht kritisch beurteilen. Auch den meisten Medizinjournalisten fehlt das notwendige Verständnis. Auf diese Weise werden erste Ergebnisse aus der Grundlagenforschung oder nicht aussagekräftige Beobachtungen an Menschen im Fernsehen oder anderen Medien in Ratschläge für gesundheitsbewusstes Verhalten gemünzt.

Mit Wissenschaftsverständnis hat das alles nichts zu tun. Vermutlich helfen hier auch schlaue Darmbakterien nicht.

## Wenn Alkohol die Gesundheit optimieren soll

*Bis zu ihrem 75. Lebensjahr hatte die Frau keinen Alkohol getrunken. Aufgewachsen in ärmlichen Verhältnissen in einem kleinen Dorf, war Alkohol für junge Frauen gar nicht vorgesehen. Nach dem Krieg wurde aufgebaut. Selbst bei Geburtstagen und Hochzeiten wurde Alkohol dankend abgelehnt. Es schickte sich nicht.*

*Dann tauchten die Meldungen in den Medien auf. Alkohol schützt vor Herzinfarkt. Täglich ein Glas Rotwein soll das*

*Leben verlängern. Selbst Ärzte würden das empfehlen. Arztgläubig war die Frau ein Leben lang geblieben. Also warum nicht doch auch einmal ein Glas Wein versuchen, um das Herz zu schützen?*

*Mit 80 Jahren passierte es dann. Am helllichten Tag mit der Einkaufstasche in der Hand und 1,2 Promille Alkohol im Blut stürzte die Frau über die Treppen im Haus auf dem Weg in den Lebensmittelladen. Ein Bruch der Hüfte, eine schwere Operation, ein langwieriger Krankenhausaufenthalt, ein mühsamer Weg, vom Alkohol wieder abzulassen, und eine schwere Gehbehinderung bis zum Tod mit 97 Jahren.*

Es gibt keinen wissenschaftlichen Beweis, dass Alkohol vor Herzinfarkt schützt oder das Leben verlängert. Die meisten Analysen beruhen auf Beobachtungsstudien und Auswertungen von Patientenakten. Die Daten sind notorisch unzuverlässig. Und warum jemand Alkohol trinkt oder nicht, ist in den Studien nicht zu eruieren. Menschen, die Alkohol vertragen oder meinen zu vertragen, sind andere als solche, die Alkohol aus gesundheitlichen, religiösen oder anderen Gründen meiden. Zunehmend werden auch alternative Suchtmittel bevorzugt. Auch wenn es immer noch das Komasaufen unter Jugendlichen gibt, in manchen gesellschaftlichen Kreisen trinken junge Leute erstaunlich wenig Alkohol. Alkohol trinken scheint dort nicht mehr besonders attraktiv zu sein.

Ob regelmäßiger Konsum von Alkohol vor Herzinfarkten schützt, bleibt unbekannt. Auch der Schaden lässt sich nicht quantifizieren. Er wird schlichtweg gar nicht untersucht. Wie viele ältere Menschen, die niemals zuvor in ihrem Leben Alkohol getrunken haben, im Rausch stürzen und sich dabei die Knochen brechen, wird nicht berichtet.

Das verdeckte Propagieren von Alkohol zum Schutz der

Gesundheit ist unverantwortlich. Alkohol ist ein Suchtmittel. Damit es zum Genuss wird und nicht krank macht, muss der Umgang geübt und beherrschbar sein.

## Schokolade und Fischölkapseln

Schokolade verlängert das Leben, Brokkoli schützen vor Brustkrebs, Rotwein und Fisch vor Herzinfarkt, und Kaffee vor Demenz. Auch junge Partnerinnen verlängern das Leben – aber nur von älteren Herren mit teuren Limousinen. Die Liste der Unsinnsmeldungen in den Medien kennt keine Grenzen.

Das Übel liegt offenbar im völligen Fehlen eines Grundverständnisses für die Aussagekraft wissenschaftlicher Studienergebnisse. Schnell fühlt sich einer berufen, zu Gesundheitsthemen zu berichten, nach dem Motto: «Gesundheit betrifft uns alle.» Aber die wenigsten können eine wissenschaftliche Arbeit lesen, geschweige denn kritisch bewerten. Nicht einmal die deutschen Ärzte wollen sich zumuten, wissenschaftliche Originalquellen zu studieren, und schon gar nicht auf Englisch verfasste Studien. Sie schrecken mehrheitlich davor zurück. Ihr Englisch würde nicht ausreichen. Das ist erstaunlich, zumal Medizinstudierende in Deutschland durchweg ein Top-Abitur vorlegen. Ein sechs Jahre langes Wissenschaftsstudium an der Universität und eine nochmals so lange Ausbildung zum praktizierenden Arzt sollen nicht reichen, um die wissenschaftlichen Grundlagen der Medizin zu verstehen? Dabei ist die Wissenschaftssprache heute Englisch und nicht mehr Latein.

Wenn Ärzte jedoch keine wissenschaftlichen Publikationen lesen und verstehen können, sind sie auf Expertenmeinungen angewiesen. Sie können dann selbst keinen Faktencheck machen. Allzu oft werden so eher die Broschüren der Pharmavertreter genutzt. Auch Medizinjournalisten sind überwiegend nicht besser qualifiziert. Die wenigsten können die richtigen Quellen auswählen und wissenschaftliche Ergebnisse kritisch bewerten.

Selbst in der auflagenstärksten Zeitschrift für die deutsche Ärzteschaft, dem Deutschen Ärzteblatt, finden sich irreführende Berichte über neue wissenschaftliche Ergebnisse. Wir haben dies kürzlich in einer Studie systematisch analysiert.

Das Deutsche Ärzteblatt ist die offizielle Zeitschrift der Bundesärztekammer und der Kassenärztlichen Vereinigung mit einer Gesamtauflage von durchschnittlich etwa 360 000 Exemplaren. Sie richtet sich an alle berufstätigen und nicht berufstätigen Ärzte sowie Ärzte, die in nichtmedizinischen Bereichen tätig sind. Das Deutsche Ärzteblatt gehört zu den meistgelesenen deutschen medizinischen Fachzeitschriften. Die Website des Deutschen Ärzteblatts zählt etwa 1,6 Millionen Besucher pro Monat. Die Medizin-News sind eine Rubrik der News auf der Webseite des Deutschen Ärzteblatts. Sie beinhalten Meldungen zu aktuellen Studien aus Medizin, Psychologie und Gesundheit. In den Meldungen wird auf die Zusammenfassung der Studie und, falls vorhanden, auf die Pressemeldung verlinkt. Pro Jahr werden etwa 1000 Medizin-News veröffentlicht.

Unsere Auswertung der Medizin-News hat unsere Vorannahmen und Beobachtungen bestätigt: Die Übereinstimmung der Schlagzeilen der News-Meldungen mit den Ergebnissen der wissenschaftlichen Studien ist schlecht. Nur in etwa der Hälfte war die inhaltliche Botschaft der Schlagzeile zutreffend. Insgesamt ist die Darstellung der Studien in den News des Deutschen Ärzteblatts in vielen Fällen irreführend. Die

Mehrzahl der kausal formulierten Schlagzeilen basiert nicht auf randomisierten kontrollierten Studien, sondern auf Beobachtungsstudien. Diese lassen jedoch eine Aussage zu Ursache und Wirkung nicht zu.

Apropos Fischöl. Dass Fisch essen das Leben verlängert, ist wissenschaftlich nicht bewiesen. Eskimos haben nicht weniger Herz-Kreislauf-Erkrankungen als andere Menschen. Fisch kann ziemlich hohe Konzentrationen an Schwermetallen enthalten. Über Jahre hatten daher amerikanische Gesundheitsexperten schwangeren Frauen abgeraten, allzu häufig in der Schwangerschaft Fisch zu konsumieren. Der Mythos um das Fischöl hat sich dennoch gehalten. Die Verpackung der vermeintlich nützlichen Fettsäuren in konzentrierter Form als Kapseln ist ein Verkaufsschlager geworden. Auch die Forschung hat sich intensiv mit den Wirkungen von Fischöl auseinandergesetzt. Es gibt inzwischen eine ganze Reihe von randomisierten kontrollierten Studien für die unterschiedlichsten Einsatzbereiche. Das reicht von der Schwangerschaft, Sehverlust im Alter über Gelenkverschleiß – soll das Fischöl hier die Gelenke schmieren? – bis zur Vorsorge und Nachbehandlung von Herzinfarkten. Die eine oder andere Studie berichtet auch von erwünschten Effekten. Andere können keinen Nutzen nachweisen. Unerwünschte Nebeneffekte soll es ebenfalls geben. Übelkeit, Durchfall und Blähungen werden genannt. Und wie schmeckt es? Studien, die erhoffte Ergebnisse nicht liefern können, sind nicht immer auffindbar. Sie verschwinden in den Schubladen der Auftraggeber. Nicht selten sind das die Firmen, die die Produkte herstellen. Bei einer vollständigen und ehrlichen Präsentation der Forschungsergebnisse scheint kaum etwas vom postulierten Nutzen von Fischöl übrig zu bleiben. Vorsorge geht jedenfalls auch ohne Fischölkapseln.

## «EINE STUNDE JOGGEN, SIEBEN STUNDEN LÄNGER LEBEN»

«Eine Stunde Jogging verlängert Leben um sieben Stunden» oder «Jede Stunde Laufen schenkt dir 7 Stunden Lebenszeit!». Diese Meldungen haben es in die «Unstatistik des Monats» im April 2017 geschafft, www.unstatistik.de. Die Medienkritiker haben es durchgerechnet: «… Würde man täglich vier Stunden laufen, dann macht das pro Tag einen Gewinn von 28 Stunden Lebenszeit.» Das ewige Leben erscheint greifbar nahe. Der Hype um die körperliche Ertüchtigung trübt alle Sinne. Aber die wenigsten können die wissenschaftlichen Studien richtig lesen und schon gar nicht kritisch bewerten.

Die gesundheitlichen Versprechungen sind enorm. Die Bevölkerung wird daher kontinuierlich angemahnt, Sport zu betreiben, die Treppen zu steigen, statt mit dem Aufzug zu fahren, oder statt des Autos das Fahrrad zu nutzen, um zur Arbeit zu kommen.

Der gesundheitliche Segen soll jedoch nicht durch schwere körperliche Arbeit zu erlangen sein. Zumindest behaupten das ebenfalls Studien aus den letzten Jahren. Heben, Drehen, Bücken, Knien, Schieben und Schleppen von schweren Lasten sind anstrengende und belastende körperliche Tätigkeiten. Bauarbeiter, Handwerker, Kranken- und Altenpfleger, Paketzusteller oder Reinigungskräfte auf der Straße oder im Hotel, sie alle leisten außergewöhnlich schwere Arbeit. Oft sind diese Menschen den ganzen Tag auf den Beinen. Trotzdem soll diese Art von intensiver körperlicher Belastung nicht vor Herzinfarkt und Schlaganfall schützen.

Ganz anderes gilt für die Managerin und den Beamten, die sich morgens vor Arbeitsbeginn oder in der Mittagspause beim Joggen um den Stadt-See begegnen oder am Wochenende beim gemeinsamen Segeln auf Sylt. Sport soll das Leben verlängern. So jedenfalls wird es weithin verbreitet. Trotzdem erstaunt, dass körperlich schwer arbeitende Menschen eine ebenso schlechte Lebensperspektive haben sollen wie *couch potatoes*, wie Bewegungsmuffel augenzwinkernd genannt werden. Stundenlanges Sitzen, vor allem vor dem Fernseher, soll unser Leben verkürzen.

Schwere Arbeit am Arbeitsplatz geht mit häufigen langen Krankenständen einher. Nun sollen aber auch die körperlich schwer arbeitenden Menschen in ihrer Freizeit noch Sport betreiben, oder vielleicht sogar ganz besonders viel Sport, weil sie doch in Gefahr sind, eher chronisch zu erkranken. Schwer vorzustellen, dass die Reinigungskraft, die sich nach einem langen Arbeitstag vielleicht dann noch um Kinder und Haushalt kümmern muss, nicht eher erschöpft vor dem Fernseher landet als im Fitnessstudio. Und wollte der Arbeiter, der frühmorgens seinen Job am Bau antreten muss, bei Wind und Wetter den Weg zur Arbeit auch noch auf dem Fahrrad bestreiten?

Es drängt sich dem logisch denkenden Bürger und besonders den wissenschaftlich geschulten Gesundheitsexpertinnen der Verdacht auf, dass eventuell andere Faktoren für das längere Leben der joggenden Managerin und des Beamten verantwortlich sind als der Hang zum sportlichen Ausgleich.

Nicht unerwarteterweise unterscheiden sich Bauarbeiter und andere körperlich schwer arbeitende Menschen in vieler Hinsicht von Erwerbstätigen im höheren Dienst. Ihre Lebensbedingungen sind deutlich schlechter. Sie können ihre Zeit oft gar nicht frei gestalten. Auch weil sie meist weniger und nicht selten zu wenig verdienen, können sie nicht so einfach

Zeit frei machen für das persönliche Wellnessprogramm. Zudem rauchen sie mehr, klagen eher über chronische Leiden, wie Rückenprobleme, Knieschmerzen oder Herz-Kreislauf-Erkrankungen.

Die wissenschaftlichen Studien weisen auf diese fehlende Vergleichbarkeit der unterschiedlichen Berufsgruppen zwar hin, versuchen die ungleiche Verteilung von Risikofaktoren auch statistisch zu erfassen. Trotzdem können die Unterschiede nicht vollständig ausgeklammert werden. Was nicht gemessen wird, kann auch nicht «herausgerechnet» werden.

Die meisten Studien, die den Nutzen von körperlicher Bewegung zeigen wollen, sind gar nicht geeignet, um solche Nachweise zu führen. Typischerweise sind es Beobachtungsstudien. In diesen werden Bevölkerungsgruppen über bestimmte Zeiträume untersucht. Dabei werden Lebensgewohnheiten mit Fragebögen erfasst. In der Auswertung werden dann statistische Zusammenhänge zwischen Verhalten und Risikofaktoren oder Krankheitszuständen in ihrem zeitlichen Auftreten analysiert. Es werden also Zusammenhänge zwischen Merkmalen beschrieben. Ursache und Wirkung können jedoch aus solchen Assoziationen, wie es in der Fachsprache heißt, nicht abgeleitet werden.

Dazu braucht es experimentelle Studien, sogenannte randomisierte kontrollierte Studien. Die Studienteilnehmer müssten dabei nach dem Zufallsprinzip einer Bewegungsgruppe und einer Vergleichsgruppe zugeteilt werden. Für die Untersuchung von Nutzen und Schaden von Medikamenten sind solche Studien unverzichtbar und wissenschaftlicher Standard. Grundsätzlich gilt das auch für Sport als medizinische Maßnahme. Die Studien sind jedoch meist zu kurz und die Teilnehmerzahlen zu klein, um verlässliche Aussagen zu bekommen. Zu viele Probanden brechen die Studien vorzeitig ab. Sie halten die Trainingsprogramme nicht durch. Auch gibt es noch andere erhebliche Schwächen dieser Untersuchungen. Die Studien werden offen und nicht verdeckt durchgeführt. Das macht sie anfällig für Manipulation. Meist werden sie von Bewegungsexperten oder Sportwissenschaftlern geplant und ausgewertet. Die Absicht ist klar, sie wollen zeigen, dass Bewegung und Sport die Gesundheit befördert. Das ist den Wissenschaftlern nicht übelzunehmen. Sie können ihr Engagement für ihr Fach nicht einfach verleugnen. Der Enthusiasmus macht jedoch auch blind. Die Studien lassen oft keinen fairen Vergleich zu. So erhalten die Teilnehmer der Kontroll- oder Vergleichsgruppen oft gar kein zusätzliches Programm. Alleine die Intensität des Austauschs zwischen den Therapeuten und den Studiengruppen kann das Ergebnis beeinflussen. Und noch ein anderes großes Problem gibt es mit diesen Studien. Ergebnisse, die nicht in das Konzept passen, werden erst gar nicht publiziert. Auf diese Weise überwiegen die Veröffentlichungen von Studien, die das erwünschte Ergebnis zeigen. Die negativen Ergebnisse tauchen hingegen kaum in der Literatur auf. Um ein vollständiges Bild über alle durchgeführten Studien zu erhalten, müssten die Protokolle zu allen Studien vor Beginn der Experimente veröffentlicht werden, sodass nachvollziehbar ist, welche Studien durchgeführt und welche Ergebnisse nicht publiziert wurden. Seit mehr als 10 Jahren wird das zwar gefordert, jedoch nur selten umgesetzt.

Noch größere methodische Schwächen gibt es bei den Beobachtungsstudien, selbst wenn Hunderttausende Personen analysiert werden. Immer noch werden nur die sportlichen Aktivitäten in der Freizeit berichtet. Körperliche Arbeit im Beruf oder im Haushalt wird in der Bilanz der «*physical activity*» oder «*exercise*», wie es in der üblichen englischen Wissenschaftssprache heißt, nicht mitgezählt. Es ist also nicht verwunderlich, wenn dann «Bewegung» mit einer besseren Gesundheit assoziiert wird. Warum Menschen, die sowohl gesund sind als auch mehr körperliche Freizeitaktivitäten vorweisen können, als weniger gesunde, die sich auch weniger sportlich bewegen, diesen Vorteil haben, kann so nicht ergründet werden. Es ist jedoch naheliegend, dass es sich um sehr unterschiedliche Gruppen von Menschen handelt, die sich vermutlich noch in vielen anderen Eigenschaften unterscheiden. Es ist nicht zulässig, aufgrund von Beobachtungsstudien abzuleiten, dass Freizeitsport vor Krankheit schützt oder das Leben verlängert. Was lediglich bilanziert werden kann, ist, dass Menschen, die offensichtlich ausreichend Zeit für Freizeitsport haben, auch gesünder sind und eine bessere Lebenserwartung haben als Menschen, die angeben, sich in ihrer Freizeit wenig körperlich zu bewegen.

Damit bleibt auch unsicher, ob es wirklich der Sport ist, was das Leben verlängert, oder nicht die vielen anderen Vorteile, die Menschen aus privilegierten Gesellschaftsschichten haben.

Was insgesamt in der Bilanz zum Nutzen von körperlicher Bewegung so gut wie gar nie Erwähnung findet, sind die zahlreichen mehr oder weniger folgenreichen Verletzungen durch Sport. Das gilt nicht nur für den Sport der fitten Erwachsenen, sondern auch für die neuerdings zunehmend propagierten Bewegungsprogramme für die alten und gebrechlichen Mitbürger in Seniorenheimen. Der Schaden der forcierten Fitnessprogramme wird meist stillschweigend ausgeblendet. Und es gibt noch eine weitere Gefahr durch das neue gesellschaftliche Dogma der Körperertüchtigung. Die renommierte Fachzeitschrift *British Medical Journal* hat kürzlich darauf verwiesen. Der Körperkult wird zum Suchtproblem. Die Experten beobachten zunehmend zwanghaftes und exzessives Verhalten unter den Sportaffinen. Die Störung kann bedrohlich für die Gesundheit werden, ähnlich wie schwere Essstörungen. Wie häufig das Phänomen ist, weiß man nicht. Die Bewegungswissenschaftler haben es schlicht ausgeblendet.

Aus meiner Sicht lässt die aktuelle Forschungslage eine endgültige Aussage zu Sport als Präventionsmaßnahme nicht zu. Schon gar nicht reicht sie, um die Menschen mit allen Mitteln zum Sport zu drängen oder, was noch viel bedenklicher ist, durch Bonusprogramme der Krankenkassen zu belohnen oder gar durch Erhöhung von Versicherungsbeiträgen zu bestrafen.

Die meisten Menschen bewegen sich gern und haben Freude an Sport. Wenn die Lebensbedingungen der benachteiligten Bevölkerungsgruppen derart gestaltet würden, dass auch diese Menschen ausreichend Kraft und Enthusiasmus für Freizeitsport haben oder Zeit und Muße, mit dem Fahrrad zur Arbeit zu fahren, dann hätte sich deren Gesundheit vermutlich schon deutlich verbessert.

# ANTI-AGE

## LUXUSFORSCHUNG FÜR VITAMINPILLEN

Wenig ist so intensiv beforscht worden wie Vitaminpillen. Hingegen gibt es oft Klagen, dass für wichtige Erkrankungen zu wenig Mittel zur Verfügung stehen. Dazu zählen auch die seltenen schweren Erkrankungen. Die betroffenen Patienten und deren Familien beklagen sich seit Jahren, dass die Pharmaindustrie kein Interesse zeigt, für wenig lukrative, weil seltene Krankheiten zu investieren. Ganz anders ist das für Vitaminpillen, die rezeptfrei von großen Teilen der Bevölkerung angewendet werden können. Die Studien sind zahlreich. Hunderttausende von Menschen sind in solche Studien eingeschlossen worden, Gesunde und Kranke, zur Vorsorge oder zur Unterstützung der Behandlung verschiedener Krankheiten. Und es werden immer noch große Studien begonnen.

Der Anfang der Forschung für Vitamine war durchaus ein Vorzeigebeispiel für gutes wissenschaftliches Arbeiten. Die Forschungsarbeiten zu Vitamin A können zeigen, wie gute Forschung aussehen sollte und warum aussagekräftige Studien so wichtig sind.

Es begann mit Beobachtungen an einzelnen Menschen und großen Gruppen von Menschen, in sogenannten Kohorten- oder Beobachtungsstudien. Dabei zeigte sich, dass beispielsweise Raucher nicht nur ein höheres Risiko für Lungenkrebs hatten, sondern dass sie auch messbar niedrigere Vitaminspiegel im Blut hatten als Nichtraucher. Es stellte sich also die Frage, ob man eventuell durch Behandlung der niedrigen Vitaminspiegel Lungenkrebs bei Rauchern verhindern könnte. Auch war schon bekannt, dass man mit Vitaminpillen die Vitaminspiegel anheben konnte, sodass sie in ähnlichen Konzentrationen vorlagen wie bei Nichtrauchern. Es musste nur noch bewiesen werden, dass es tatsächlich funktioniert. Dazu wurden bereits Anfang der 80er Jahre des letzten Jahrhunderts große randomisierte kontrollierte Studien geplant. Die erste Studie wurde in Finnland durchgeführt. Es wurden etwa 8000 Raucher, allesamt Männer, nach dem Zufall entweder einer Behandlung mit Vitamin A bzw. der Vorstufe von Vitamin A, dem Betacarotin, oder einer Behandlung mit Placebo, einem Scheinmedikament, zugeordnet. Die Studie war auch verblindet. Das heißt, weder die Ärzte noch die teilnehmenden Männer wussten, ob sie das Vitaminpräparat oder das Scheinmedikament erhielten. Es sollte mit der Studie bewiesen werden, dass durch die Vitaminbehandlung Lungenkrebs verhindert werden kann. Nach 8 Jahren Behandlungs- und Studiendauer wurde ausgewertet. Die Vitaminspiegel waren wie vorgesehen durch die Vitamine in den Normalbereich angestiegen. Das ist eine wichtige Voraussetzung, um sicherzugehen, dass die Behandlung überhaupt wirken kann. Das Hauptergebnis der Studie war jedoch eine böse Überraschung. Lungenkrebs war nicht seltener, sondern häufiger in der Vitamingruppe aufgetreten. Der Unterschied war deutlich und statistisch signifikant. Die Forscher waren ratlos. Die Studie war gut durchgeführt worden, und die Hypothesen der Studie waren durch langjährige Vorarbeiten gut untermauert. Könnte es nicht doch nur ein Zufallsergebnis sein? Tatsächlich ist das nicht auszuschließen. Kein Studienergebnis kann die Wahrheit beweisen. Es bleibt immer eine gewisse Unsicherheit. Zumindest müsste gezeigt werden, dass das Ergebnis durch eine unabhängige Forschergruppe mit anderen Studienteilnehmern reproduzierbar wäre.

Und tatsächlich, etwa zeitgleich wurde auch in den USA eine ähnliche Studie begonnen. Es wurden wieder Raucher und diesmal auch Asbestarbeiter, die ein besonders hohes Risiko für Lungenkrebs haben, entweder einer Behandlung mit Vitamin A/Betacarotin oder Placebo zugeteilt. Diese Studie konnte jedoch nicht zu Ende geführt werden. Sie musste vorzeitig abgebrochen werden. Auch in dieser Studie gab es mit Vitaminbehandlung mehr Lungenkrebs und nicht weniger. Und nicht nur das, es verstarben sogar mehr Männer an Lungenkrebs als in der Kontrollgruppe. Jetzt gab es kaum noch Zweifel, die Behandlung mit Vitamin A/Betacarotin ist gesundheitsschädigend. Auch Erklärungen für die unerwarteten Ergebnisse erschienen nun plausibel. Die Verabreichung eines einzigen Vitamins in Dosierungen, die zu einer deutlichen Veränderung des Zusammenspiels von Enzymen, Hormonen und Vitaminen im Körper führen, kann erhebliche unvorhersehbare Auswirkungen haben. Pharmakologische Dosen eines einzigen Vitamins sind eben etwas anderes als das Vitamingemisch, das wir üblicherweise über die Nahrung aufnehmen. Dabei hat der Körper die Chance, sich aus der Nahrung das auszuwählen, was er braucht, und in der geeigneten Dosierung. Unnötiges wird erst gar nicht aus dem Darm aufgenommen. Für wasserlösliche Vitamine wie dem Vitamin C kann der Körper Überschüsse auch leicht wieder ausscheiden. Mit Pillen, die fettlösliche Vitamine wie A, E oder D enthalten, ist das nur begrenzt möglich. Es kann daher sogar zu Überdosierungen bis hin zu Vergiftungen kommen. Das gilt besonders für die Vitamine A und D.

Was wäre aber gewesen, wenn das Ergebnis wie erwartet positiv ausgefallen wäre, wenn also tatsächlich statistisch nachweisbar weniger Männer in der Vitamingruppe an Lungenkrebs erkrankt wären als in der Placebogruppe? Aller Wahrscheinlichkeit nach hätte dann das Ergebnis niemand angezweifelt, und möglicherweise würden wir jetzt alle, zumindest die Raucher, vorsorglich Vitamin A schlucken. Aber auch ein positives Studienergebnis kann ein falsches Ergebnis sein. Je weniger die zugrundeliegenden Hypothesen gestützt sind, je schlechter die Studienanordnung und die Studiendurchführung, umso wahrscheinlicher ist das Ergebnis nicht reproduzierbar.

Für Vitaminpillen gibt es eine Unmenge an Studien, kleine und große, mit kurzer oder langer Behandlungsdauer, gut und schlecht durchgeführte, bei Gesunden zur Vorsorge oder bei ganz unterschiedlichen Krankheits- oder Beschwerdebildern, mit unterschiedlichen Verabreichungsformen und ganz unterschiedlichen Dosierungen, als Einzelsubstanzen oder als Vitamingemische. Unter der Vielfalt der Studien gibt es auch sehr große, gut durchgeführte und aussagekräftige Untersuchungen. Es sind sogenannte prospektive, also vorausschauend geplante, randomisierte, das heißt nach dem Zufallsprinzip zugeteilte Studienteilnehmer, und verblindete Studien.

Auch zu Vitamin E gibt es solche Untersuchungen. Sie zeigen, dass es insgesamt keinen Nutzen gibt, weder zur Vorbeugung von Krebserkrankungen noch von Herz-Kreislauf-Erkrankungen, noch zur Vorbeugung von Alzheimer oder anderen Demenzerkrankungen. Im Gegenteil: Bei hoher Dosierung über viele Jahre eingenommen, könnte es sogar mehr Schaden als Nutzen geben. In der Gesamtschau der guten Studien mit hoher Dosierung zeigt sich ein Trend zu höherer Sterblichkeit.

Gerade die Vitamine A, C und E wurden über viele Jahre wegen ihrer antioxidativen Wirkung als «Rohrputzer» propagiert. Sie sollten vor Gefäßverkalkung und Gefäßverschluss schützen und sogar bei Krebserkrankungen die Krebszellen in Schach halten. Nichts davon hat sich bewahrheitet. Im Gegenteil, bei Krebserkrankungen könnten diese Vitamine den Verlauf möglicherweise sogar ungünstig beeinflussen. Von der über Jahre praktizierten Verabreichung von Multivitaminpräparaten an Krebskranke wird heute zunehmend abgeraten.

Auch andere Vitaminpräparate wurden über Jahrzehnte zur massenhaften Vorsorge propagiert. Die B-Vitamine sollten vor allem die Senioren vor kognitivem Verfall schützen. Folsäure, Vitamin $B_6$ und Vitamin $B_{12}$ wurden in zahlreichen Studien untersucht. Auch hier sind die Ergebnisse in der Gesamtschau ernüchternd. Je besser die Studie, umso weniger Nutzen ist nachweisbar. Oder es zeigt sich sogar das Überwiegen von unerwünschten Wirkungen. Das bedeutet nicht, dass Behandlungen mit Vitaminen bei bestimmten Krankheiten nicht nützlich sein können.

## VITAMIN-D-MANGEL – URSACHE ALLER LEIDEN?

Praktisch die gesamte Bevölkerung soll davon betroffen sein. Es mangelt uns an Vitamin D. Wir merken es nur nicht. Alle haben zu wenig davon, die Schwangeren, die Neugeborenen, die Kinder, die Erwachsenen und die Bewohner der Seniorenheime. Die Unterversorgung mit Vitamin D soll Ursache fast aller unserer Leiden sein. Von Krebs bis hin zu Herzinfarkten, von Schnupfen mit Husten bis zu Asthma und lebensbedrohlichen Infektionskrankheiten, von Muskelschwäche bis zu Gelenkschmerzen, von Lustlosigkeit, Abgeschlagenheit und Schlafstörungen bis zu schweren Depressionen, von Diabetes und Bluthochdruck bis hin zu Denkstörungen und Demenz. Und schließlich wäre Vitamin-D-Mangel die Ursache von Stürzen und Knochenbrüchen. Die meisten Krankheiten könnten verhindert werden, wenn die Bevölkerung nur ausreichend mit Vitamin-D-Präparaten versorgt würde. Fast keine Woche vergeht ohne einen großen Artikel in einer Tageszeitung, einer Illustrierten, einem Online-Magazin oder im Fernsehen, der uns auf die stille Bedrohung der Unterversorgung mit Vitamin D aufmerksam macht.

Ein Schelm, der Böses denkt. Werden nicht all diese Krankheiten und Beschwerden auch einem Mangel an Sexualhormonen der alternden Frauen und Männer zugeschrieben oder einem Mangel an B-Vitaminen, Vitamin C, Antioxidanzien, Eisen, Selen, Magnesium oder anderen Spurenelementen? Hieß es nicht gerade noch, Schuld an Krebs, Herzinfarkten und Demenz wäre ein Mangel an Omega-3-Fettsäuren und Fischöl? Soll nicht auch eine erschöpfte oder zeitweilig überhitzte Schilddrüse für all diese Beschwerden verantwortlich sein? Oder liegt es nicht an einem Mangel an klugen Darmbakterien mit einem Überhang an krankmachenden Darmbewohnern? So zumindest die neueste Theorie. Und immer sind es völlig unspezifische Beschwerden und eine breite Palette von Krankheitsbildern, die einem einzigen Verursacher zugeschrieben werden. Ist es nun der Mangel an Vitamin D, an Fischöl oder an Testosteron oder gar an klugen Darmbakterien, die für unsere Leiden verantwortlich sind? Oder am Ende gar nichts davon?

Fakt ist, unsere Knochen brauchen Vitamin D. Und damit es Vitamin D gibt, brauchen wir Sonne. Kinder, die vor 150 Jahren in den finsteren Gassen der Slums von London aufwuchsen, hatten zu wenig Sonnenlicht und weiche

Knochen. Seither werden Neugeborene und Säuglinge im 1. Lebensjahr generell mit Vitamin D versorgt. Auch bei Erwachsenen kann es bei bestimmten Erkrankungen zu einem Mangel an Vitamin D kommen. Eine Behandlung ist dann angezeigt. Auch Senioren und Seniorinnen, die in Altenheimen wohnen und nicht mehr ins Freie kommen, können nachweislich von Vitamin D profitieren. Zumindest solange sie noch stehen können. Sie stürzen seltener. Jedenfalls in einer Studie. Ein Zuviel an Vitamin D bewirkt jedoch das Gegenteil. Die Stürze und Verletzungen nehmen dann zu. Auch das hat eine Studie gezeigt.

Ob die übrige Bevölkerung von Vitamin-D-Zusätzen profitiert, ist jedoch weiterhin nicht eindeutig geklärt. Inzwischen liegt eine ganze Reihe von randomisierten kontrollierten Studien vor. Die Ergebnisse bleiben widersprüchlich. Eventuell ist Vitamin D bei Kindern mit Asthma nützlich. Hingegen können Krebserkrankungen nicht verhindert werden. Dazu liegen aktuelle neue Studienauswertungen vor. Auch eine Behandlung mit Vitamin D in der Schwangerschaft bringt keinen Nutzen. Weitere große Untersuchungen sind noch nicht abgeschlossen.

Die selbsternannten Propheten verbreiten die üblichen irreführenden Meldungen. Sie beziehen sich auf nicht aussagekräftige Laborstudien und epidemiologische Beobachtungen. Diese sind nicht geeignet, Ursache und Wirkung zu differenzieren.

Es gibt keinen Grund, den Abschluss der noch ausstehenden großen randomisierten kontrollierten Studien nicht abzuwarten. Niemand stirbt oder wird krank, weil er keine zusätzlichen Vitamin-D-Präparate schluckt. Das gilt für die Mehrheit der Bevölkerung in Deutschland.

## VORSORGE MIT SEXUALHORMONEN – DAS UNKONTROLLIERTE EXPERIMENT

«Die Arroganz der präventiven Medizin», so betitelte David Sackett, einer der Begründer der evidenzbasierten Medizin, seinen kritischen Kommentar im Jahr 2002 in der Kanadischen Ärztezeitschrift. Soeben hatte sich weltweit die Meldung verbreitet, dass die Amerikanische Frauengesundheitsstudie vorzeitig nach 5 Jahren abgebrochen werden musste. Eigentlich sollte sie 8 Jahre dauern und die Vorteile der präventiven Hormonersatztherapie in den Wechseljahren endgültig belegen. Die WHI-Studie, wie sie genannt wird, ist eine randomisierte kontrollierte Studie, die erstmals für gesunde Frauen Nutzen und Schaden einer langfristigen Behandlung mit Östrogenen und Gestagenen im Vergleich zu einer Scheinbehandlung mit Placebo untersucht hat.

Schon seit Jahrzehnten wurden Frauen weltweit mit Sexualhormonen zur Vorbeugung von Krankheiten behandelt. Das Altern sollte verzögert und das Leben verlängert werden. Vom Segen dieser medizinischen Vorsorge waren die Frauenärzte überzeugt, auch wenn der wissenschaftliche Beweis dafür fehlte. Versprochen wurde so gut wie alles. Die Linderung der klassischen Wechseljahresbeschwerden, wie Hitzewallungen und Schweißausbrüche, ebenso wie ein Schutz vor Herzinfarkten und Knochenbrüchen. Herz-Kreislauf-Erkrankungen ließen sich um 50 Prozent reduzieren. Schmerzende Gelenke sollten wieder fit gemacht und unfreiwilliger Harnverlust gebannt werden. Auch die Lebensfreude sollte neu erwachen. Besserer Schlaf, die Vertreibung düsterer Gedanken und ein wiedererwecktes Sexualleben würden die Lebensqualität der Frauen verbessern. Selbst das Äußere sollte sich wieder verjüngen. Weniger Falten, dichtes Haar und eine schlankere Taille wurden in Aussicht gestellt. Und nicht nur das, der Ersatz der vermeintlich fehlenden Sexualhormone würde Demenz und Alzheimer abwenden und geistige Regheit bis ins hohe Alter gewähren.

Eingetreten ist das Gegenteil. Die Ergebnisse waren erschütternd. Es gab keine Abnahme, sondern eine drastische Zunahme von Herzinfarkten und Schlaganfällen. Auch das Brustkrebsrisiko stieg um relativ 25 Prozent an, was ein wesentlicher Grund für den Abbruch der Studie war. Entgegen allen Versprechungen gab es eine deutliche Zunahme von Demenz und von Harninkontinenz. Unfreiwilliger Harnverlust trat nicht nur bei sehr viel mehr Frauen unter Hormonbehandlung auf, sondern die Beschwerden waren heftiger als unter Placebo. Mit einem Anstieg von Thrombosen und den zwar seltenen, aber meist tödlichen Lungenembolien hatte man gerechnet, und sie sind auch eingetreten. Ebenso mit der Zunahme an Gallenblasenleiden und folgenden Operationen. Hingegen blieben die versprochenen positiven Effekte auf das Sexualleben und die Lebensqualität aus. Lediglich die Knochengesundheit war nachweislich besser, und bei einer Untergruppe von Frauen wurden weniger Darmkrebsfälle gezählt. Wie sich später jedoch herausstellte, war im Langzeitverlauf nach Beendigung der Studie eher eine Tendenz zur Zunahme von Krebstodesfällen zu verzeichnen und eine klare präventive Wirkung auf Darmkrebs ließ sich nicht mehr nachweisen. Möglicherweise war Darmkrebs unter Hormonbehandlung nur später diagnostiziert worden als in der Vergleichsgruppe mit einem Scheinmedikament.

Wie konnten sich die Ärzte derartig irren und Wissenschaftler einem solch folgenschweren Trugschluss unterliegen? Weltweit sind Millionen von Frauen mit Hormonen behandelt worden, mit dem falschen Versprechen, Alterungsprozesse und Krankheiten verzögern zu können. Tausende von Frauen haben durch diese medizinische Behandlung Schaden erlitten. Für die meisten war es eine sinnlose Behandlung ohne gesundheitlichen Nutzen.

Die massenhafte Verabreichung von Sexualhormonen an gesunde Frauen zur Vorsorge war ein unkontrolliertes Experiment mit der Bevölkerung und gilt heute als eines der finsteren Kapitel der modernen Medizin. Die von David Sackett formulierte Kritik «Die Arroganz der präventiven Medizin» sollte deutlich machen, dass auch vermeintliche Vorsorgemaßnahmen auf den Prüfstand müssen. Für Anti-Age mit Sexualhormonen fehlten die wissenschaftlichen Belege.

Das erscheint auf den ersten Blick unverständlich, wo doch die Befürworter der Hormonersatztherapie unermüdlich Studien als Beweise präsentierten – in der Wissenschaftswelt und in den Medien. Bis zu 40 Prozent der älteren Frauen in Deutschland nahmen Östrogenpräparate ein. Allen voran die Frauenärztinnen selbst. Unter ihnen war der Anteil der Hormonanwenderinnen besonders hoch.

Begonnen hat alles in den 60er Jahren des letzten Jahrhunderts. Damals veröffentlichten der Frauenarzt Robert Wilson und seine Frau Thelma Wilson, eine Krankenschwester, in New York ihren Manifest-Artikel mit dem Titel *«The fate of the non-treated postmenopausal woman: a plea for the maintenance of adequate estrogen from puberty to the grave»*. Auf Deutsch: Das Schicksal der unbehandelten postmenopausalen Frau: eine Aufruf zur Aufrechterhaltung einer angemessenen Östrogenversorgung von der Pubertät bis ins Grab.

In dem Artikel hatten die beiden die Ergebnisse aus den damals verfügbaren Untersuchungen zum Einfluss von Östrogenen auf die Körperfunktionen zusammengetragen. Es waren durchweg meist nicht kontrollierte Beobachtungen in Laborstudien mit einer kleinen Anzahl von Experimenten. Anhand dieser wenig aussagekräftigen Studien postulierten sie einen Östrogenmangel der Frauen mit Einsetzen der Menopause. Sie spekulierten, dass der Hormonmangel für den sichtbaren Verfall der Frauen verantwortlich wäre, was am Erscheinungsbild der Frauen schon mit einem Blick unverkennbar deutlich würde. Zur Untermauerung dieser Kategorisierung der Frauen publizierten sie in der Arbeit Fotografien von vermeintlich typischen Frauen mit gekrümmtem Rücken und biederem Erscheinungsbild.

Die Bewegung «*Forever young*» war geboren, die über den gesamten Globus Östrogene für alle Frauen ab der Menopause propagierte.

Doch bald gab es die ersten Alarmsignale. In großen Beobachtungsstudien hatten Frauen, die Östrogene einnahmen, mehr Schlaganfälle und Thrombosen. Viele Lehrbücher enthielten daher Warnhinweise. Frauen mit hohem Risiko für Herzinfarkte oder Schlaganfälle sowie Thrombosen sollten nicht mit Östrogenen behandelt werden. Ich selbst habe das in meiner Ausbildung zur Ärztin noch so gelernt. Als Fachärztin für die Innere Medizin habe ich niemals Östrogene zur Vorbeugung von Herzinfarkten verordnet.

Die Frauenärzte sahen das jedoch anders. Anfang der 90er Jahre verschafften sich in Deutschland zunehmend die Meinungsbildner unter den Gynäkologen, meist ältere Herren, Gehör in der Öffentlichkeit. Für sie waren Frauen ab der Menopause defizitäre Hormonmangelwesen, die mit ihrem Leben nicht mehr zurechtkamen. Den Ausgleich sollten die Sexualhormone bringen. Die Substitutionstherapie sollte die Frauen wieder lebenstüchtig machen. Sie verglichen die Abnahme der Östrogenbildung nach der Menopause mit dem

Insulinmangel bei Typ-1-Diabetes. Ein völlig unzulässiger, aber immer noch häufig bemühter Vergleich. Ohne Insulin ist ein Überleben nicht möglich. Bevor es Insulin zur Behandlung gab, sind Patienten mit dieser Diabeteserkrankung gestorben. Ihre Bauchspeicheldrüse kann kein Insulin mehr bilden. Insulin ist für diese Menschen daher lebensrettend. Ohne Behandlung mit Sexualhormonen lässt es sich hingegen trefflich leben.

Die Frauenärzte in Deutschland haben die Alarmsignale aus den großen Beobachtungsstudien ignoriert. Im Gegenteil, sie wollten gerade Frauen mit einem besonders hohen Risiko für Herz-Kreislauf-Erkrankungen vorsorglich mit Sexualhormonen behandeln. Die Pharmaindustrie war ein mächtiger Partner. Sie bezahlten die Experten und finanzierten die Fortbildungsveranstaltungen für die Ärzteschaft.

Die Hormonbehandlung wurde zur ersten global verbreiteten Anti-Age-Therapie mit Medikamenten an gesunden Menschen. Ein wissenschaftlicher Beweis für den postulierten Nutzen fehlte. Die Frauenärzte stützten ihre Forderungen vor allem auf tierexperimentelle und andere Studien ohne Aussagekraft für die Anwendung am Menschen.

In der Folge wurden in den USA weitere größere Studien begonnen. Wissenschaftler wollten den Einfluss von Lebensstil und verschiedener Risikofaktoren auf die Gesundheit und Lebenserwartung der Menschen studieren. Abertausende Personen nahmen an solchen sogenannten Beobachtungsstudien teil. Dabei werden in bestimmten Abständen die Studienteilnehmer befragt und untersucht. Aus dem zeitlichen Zusammenhang von Risiken und Krankheiten versuchen die Forscher Krankheitsauslöser zu identifizieren. Eine dieser sogenannten Kohorten- oder Beobachtungsstudien war die *Nurses Health Study*, die amerikanische Krankenschwesternstudie. Ab den 70er Jahren wurden dazu 120 000 Krankenschwestern aus den USA in die Studie eingeschlossen und alle 2 Jahre befragt. In dieser Studie wurde unter anderem analysiert, ob Frauen, die Hormone in der Menopause oder danach einnehmen, weniger häufig bestimmte Erkrankungen haben. Tatsächlich wurden bei Frauen mit Östrogenbehandlung weniger Herzinfarkte gezählt. Auch andere große Beobachtungsstudien berichteten solche Zusammenhänge. In den Medien wurde das als «bis zu 50 Prozent weniger Herzinfarkte» verkündet. Aber die Frauen, die Hormone nahmen, unterschieden sich auch in zahlreichen weiteren wichtigen Eigenschaften von Frauen, die keine Hormone einnahmen. Sie waren gesünder, gesundheitsbewusster und offenbar auch aus besseren sozialen Verhältnissen. Das finanzielle Auskommen ist einer der wichtigsten Prognosefaktoren für Gesundheit und Lebenserwartung. Auch deutete vieles darauf hin, dass die Ärzte verantwortungsvoll gehandelt hatten und Frauen mit chronischen Krankheiten, insbesondere mit Herz-Kreislauf-Erkrankungen oder Risikofaktoren für solche, wie Raucherinnen, Frauen mit Bluthochdruck, Diabetes oder Fettstoffwechselstörungen, nicht mit Hormonen behandelten. Sie schienen sich an die Empfehlungen der Lehrbücher zu halten. Aus all diesen Gründen war es höchst zweifelhaft, dass die Hormone die Ursache waren für die geringere Herzinfarktrate. Die Erklärung für die Beobachtungen war wahrscheinlich eine ganz andere. Vermutlich hatten diese Frauen sogar trotz der Hormone weniger Herzinfarkte als Frauen, die keine Hormone verordnet bekommen hatten. Diese wichtigen Fragen lassen sich aber mit Beobachtungsstudien nicht lösen. Was Ursache und was Wirkung ist, blieb daher unklar. Nicht so für die Frauenärzte in Deutschland. Sie nahmen die Beobachtungen als Beweis dafür, dass Hormone nützen.

In den USA war das anders. Dort gab es Wissenschaftlerinnen, die erkannten, dass aus Beobachtungen und Laborstudien nicht abgeleitet werden kann, dass eine Behandlung wirklich mehr nützt als schadet. Dazu braucht es sogenannte randomisierte kontrollierte Studien. Dabei werden die Studienteilnehmerinnen nach dem Zufall und verdeckt entweder einer Behandlung mit Hormonen oder mit einem Scheinmedikament zugeteilt. In der genannten WHI-Studie waren es insgesamt 16 000 Frauen. Sie sollten über 8 Jahre beobachtet werden. Danach könnte beurteilt werden, ob Hormone wirklich, wie angenommen, die Herz-Kreislauf-Erkrankungen zumindest um 25 Prozent senken. Gleichzeitig dürfte das Brustkrebsrisiko nicht mehr als 25 Prozent ansteigen. Und dann kam es eben ganz anders, Herz-Kreislauf-Erkrankungen nahmen relativ um 25 Prozent zu und auch das Brustkrebsrisiko überstieg die rote Linie von 25 Prozent. Die Studie wurde vorzeitig abgebrochen.

Nach der Veröffentlichung der WHI-Studie nahm die Verschreibung von Hormonpräparaten in allen Ländern deutlich ab. Bald danach gab es messbar weniger Brustkrebsfälle. Die zeitliche Aufeinanderfolge und die übereinstimmenden Beobachtungen aus mehreren Staaten lassen einen Zusammenhang zwischen der Abnahme der Verordnungen an Sexualhormonen und dem Rückgang von Brustkrebs vermuten, auch wenn es kein Beweis dafür ist. Sexualhormone dürfen heute nur mehr zur Behandlung der Beschwerden in den Wechseljahren wie Hitzewallungen und Schweißausbrüche verordnet werden und dann nur in möglichst niedriger Dosierung und für eine möglichst kurze Dauer. Zur Vorbeugung von Krankheiten sind sie nicht mehr zugelassen. Trotzdem werden heute wieder zunehmend Hormone zur Krankheitsverhütung propagiert.

Manche Frauenärzte scheinen sich einer wissenschaftsbasierten Medizin weiterhin zu verweigern. Es ist erstaunlich mit welch fadenscheinigen Argumenten so mancher Mediziner versucht, die WHI-Studiendaten zu diskreditieren. Und sie schüren weiterhin Angst. Bis heute finden sich falsche Aussagen z.B. im Internet, selbst auf Websites renommierter Professoren und Ärzte, wo behauptet wird, dass es mit dem Beginn der Menopause einen sprunghaften Anstieg an Herzinfarkten gäbe und dass nach der Monopause Frauen mehr Herzinfarkte hätten als Männer im gleichen Alter. Nichts davon entspricht wissenschaftlichen Fakten, wie die folgende Abbildung zeigt.

Die Graphik illustriert die Daten zur Zeit der öffentlichen Debatte über die WHI-Studie. Auch aktuelle Analysen präsentieren sich ähnlich. Diese Zahlen zu den Sterbefällen in Deutschland stellt das Statistische Bundesamt zur Verfügung:

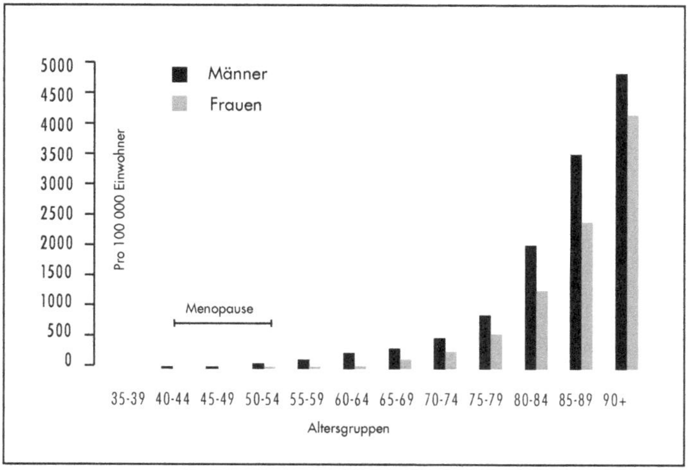


ICD 120-125, 10. Revision, Version 2016, nach statist. Bundesamt Wiesbaden, 2006

**Abb.: Sterbefälle an ischämischen Herzkrankheiten 2004, BRD**

Es gibt keinen sprunghaften Anstieg der Herz-Kreislauf-Erkrankungen, und in keiner Altersgruppe ist die Häufigkeit bei Frauen höher als bei Männern. Experten soll man nicht immer glauben. Dennoch erklärte im deutschen öffentlichen Fernsehen nach dem Abbruch der WHI-Studie ein Professor den Zuschauerinnen, warum Sexualhormone trotz der Ergebnisse der WHI-Studie weiterhin als Anti-Age-Mittel eingesetzt werden sollten. Die amerikanischen Ärzte und Wissenschaftler hätten es nicht richtig gemacht. Der Hormonersatz müsste eben schon früher beginnen. Und der Hormonmix müsste für jede einzelne Frau individuell bestimmt werden. Hormonexperten wüssten hingegen, wie das geht, nämlich mit einer individuell maßgeschneiderten Hormontherapie. Anti-Age-Gläubige mag das überzeugen. Allein, es fehlt auch hierzu der wissenschaftliche Nachweis.

Die Abnahme der Produktion von Sexualhormonen beginnt schon nach dem 20. Lebensjahr und ist ein Prozess, der die Veränderungen unseres Körpers mit dem Alter begleitet. Hormone sind nur ein Teil eines komplexen biologischen Zusammenspiels. Zu behaupten, ein normaler Hormonspiegel für eine 50- bis 60-jährige Frau wäre das, was bei 20-jährigen Frauen gemessen wird, ist wissenschaftlich nicht haltbar. Auch dass die Frauenärzte wüssten, was für eine einzelne Frau der richtige individuell gemischte Hormoncocktail wäre, ist vermessen. Auch ein solches Vorgehen müsste erst in einer seriösen Studie überprüft werden. Mit dem Argument der personalisierten Medizin meinen sich diese Ärzte einer Überprüfbarkeit entziehen zu können.

Heute versprechen Frauenärzte zunehmend wieder eine Hormonbehandlung ohne Risiken. Man hat den Eindruck, als würden sie darauf setzen, dass die Frauen vergessen hätten, welche Experimente mit ihnen gemacht wurden. Die Arroganz der präventiven Medizin scheint ungebrochen.

## DER EWIG JUNGE MANN

Schon ab dem 20. Lebensjahr geht es wieder bergab. Zumindest mit den Hormonspiegeln im Blut. Auch wenn es bei Männern etwas Vergleichbares wie die Menopause der Frauen nicht geben mag, so sind doch die Alterungsprozesse bei Männern und Frauen ähnlich.

So mancher Werbebeitrag für Anti-Age im Internet zeichnet ein düsteres Bild der vermeintlichen Defizite im Hormonhaushalt. Es drohen Muskelverfall, Verfettung, Abgeschlagenheit, Schlaflosigkeit und nachlassende Lendenkraft. Der Mangel soll sich bei Männern sogar früher als bei Frauen bemerkbar machen. Schon ab dem 40. Lebensjahr soll das Defizit an männlichem Sexualhormon sichtbar werden. Die Andropause des Mannes ist erfunden.

Hilfe wird angeboten. Neben Life-Style-Produkten findet sich fast immer auch ein Hinweis auf die männlichen Sexualhormone. Testosteron oder Vorstufen wie das Hormon DHEA sollen den Alterungsprozess verzögern und das Wohlbefinden verbessern.

Nun ist es kein Geheimnis, dass männliche Sexualhormone wie Testosteron seit Jahrzehnten im Doping und Body Building eingesetzt werden. Zweifelsohne vermehren sie die Muskelmasse. Ob sie jedoch auch die körperlichen Gebrechen des Alters mildern oder gar Krankheiten verhindern können, wurde lange Zeit nicht ernsthaft beforscht. Schon war zu befürchten, dass den Männern dasselbe Schicksal droht wie zuvor den Frauen. Unkontrollierte Anwendung ohne wissenschaftlichen Beleg. Schaden ist durchaus zu befürchten. Risiken für das Herz und die Prostata sind wahrscheinlich.

In den letzten Jahren sind nun die ersten randomisierten kontrollierten Studien veröffentlicht worden. Sie sind geeignet, zumindest einige Wirkungen einer Behandlung mit Testosteron zu bewerten.

Insgesamt wurde in den USA eine Serie von sieben verblindeten randomisierten kontrollierten Studien durchgeführt. Behandelt wurden Männer ab 65 Jahre mit altersbedingt niedrigen Testosteronspiegeln. Sie wurden entweder mit Testosterongel oder Placebogel behandelt. In der Behandlungsgruppe wurden die Blutspiegel auf Werte von jungen Männern angehoben.

Die Ergebnisse waren ernüchternd. Bei Männern, die über eine verminderte Libido klagten, gab es zwar eine Steigerung der sexuellen Aktivität. Jedoch blieb die Verbesserung unter dem, was die Wissenschaftler zu Beginn der Studie als relevant definiert hatten. Zudem wurden die Unterschiede zur Placebogruppe mit zunehmender Studiendauer immer geringer. Bei Männern, die über eine eingeschränkte körperliche Leistungsfähigkeit klagten, verbesserte sich diese nicht unter der Behandlung mit Testosterongel. Auch Männer, die unter mangelnder Vitalität und Ermüdung litten, zeigten mit Testosteron keine anderen Ergebnisse als Männer, die mit Placebo behandelt wurden.

Ebenso hatte die Hormonbehandlung keinen Einfluss auf altersbedingte Gedächtnisstörungen. Ob Sexualhormone zu weniger Knochenbrüchen führen, bleibt hingegen unbeantwortet. Vermutlich sind auch für erwachsene Männer risikoreiche Freizeitaktivitäten ein größeres Risiko für Knochenbrüche als ein vermeintlicher Hormonmangel.

Unerwartet waren die Auswirkungen auf die Herzkranzgefäße. Hier zeigten sich Verdickungen der Ablagerungen in den Gefäßen, ein Befund, der Böses ahnen lässt. Allerdings waren die Studien zu klein und zu kurz, um zu klären, ob die Behandlung mit Testosteron letztlich auch die Herzinfarktrate erhöht. Das Risiko für Prostatakrebs kann bisher nicht beurteilt werden. Dazu müssen größere und längere Studien vorliegen.

Für die altersbedingte Abnahme der Testosteronwerte im Blut sind Testosteronpräparate nicht zugelassen. Die neuen Studienergebnisse geben keinen Anlass, das zu ändern.

# DIE INFORMIERTE ENTSCHEIDUNG

Medizinische Vorsorge richtet sich an gesunde und beschwerdefreie Menschen. Die meisten Personen haben davon keinen Nutzen, manche erleiden Schaden. Die Untersuchung muss daher ohne Sanktionierung abgelehnt werden können. Sogenannte informierte Entscheidungen müssen ermöglicht werden.

Das Gesundheitsministerium hat vor Jahren einen Nationalen Krebsplan für Deutschland initiiert. Die Versorgung der Bürger und Bürgerinnen mit Krebserkrankungen sollte nachhaltig verbessert, und die Teilnahmeraten an der Krebsfrüherkennung sollten erhöht werden. Die informierte Patientenentscheidung war damals kein Thema. Nur schrittweise ist es gelungen, die rechtlichen und ethisch legitimierten Ansprüche der Menschen auf informierte Teilhabe an medizinischen Entscheidungen deutlich zu machen. Schließlich hat auch der Nationale Krebsplan die gesellschaftlichen Entwicklungen berücksichtigt. Die Zielsetzungen wurden neu definiert. Anfangs war es das Bestreben, eine «hohe Teilnahme» an den Programmen zur Krebsfrüherkennung zu erzielen. Später hieß es «informierte Teilnahme». Das vorrangige Ziel war zwar immer noch die hohe Akzeptanz des Screenings, nun jedoch «informiert». Ein gewisser Widerspruch in dieser Formulierung ist nicht zu übersehen. Er spiegelt trefflich die Ambivalenz der Screening-Anbieter wider. Erst in der letzten Überarbeitung ist auch der Begriff der «informierten Entscheidung» zu finden. Demnach sollte der Erfolg von Programmen zur Krebsfrüherkennung nicht mehr an hohen Teilnahmeraten gemessen werden, sondern daran, ob die Menschen verstanden haben, worum es sich handelt und welche Folgen eine Teilnahme oder Nichtteilnahme haben könnte. Die Umsetzung dieses Anspruchs in die Praxis steht derzeit noch aus.

Informierte Entscheidungen erfordern Informationen, die wissenschaftsbasiert, vollständig und verständlich sind. Sowohl Inhalte als auch die Art und Weise der Kommunikation müssen bestimmte Kriterien erfüllen. Das Deutsche Netzwerk für Evidenzbasierte Medizin (DNEbM) setzt sich seit Jahren dafür ein, dass die Informationen für die Patienten besser werden. Eine Leitlinie zur Entwicklung von Gesundheitsinformationen wurde erstellt (www.leitlinie-gesundheitsinformation.de) und eine aktualisierte Version der «Gute Praxis Gesundheitsinformation» GPGI veröffentlicht (www.ebm-netzwerk.de). Am Projekt haben mehr als 25 Informationsersteller, Wissenschaftler, Ärzte, Patientenvertreter und Journalisten teilgenommen. Die GPGI ist eine Zusammenstellung aktuell gültiger und wissenschaftlich gesicherter Ansprüche an die Qualität von Informationen zu Gesundheitsthemen. Die GPGI unterstützt Verfasser und Herausgeber bei der Erstellung von Patienteninformationen. Ein Kernelement der GPGI ist die Forderung nach Transparenz, Unabhängigkeit und Wissenschaftlichkeit. Die Entwicklung der Informationsmaterialien soll nachvollziehbar sein. Ersteller von Informationen sollen das Vorgehen in einem Methodenpapier öffentlich darlegen. Bisher gibt es nur wenige Institutionen, die diesen Ansprüchen gerecht werden. Allen voran ist hier das IQWIG zu nennen. Seit Jahren werden hier vertrauenswürdige Gesundheitsinformationen erstellt und über das Internet frei für die Bürger und Bürgerinnen angeboten: www.gesundheitsinformation.de

Zu Krebsfrüherkennungsuntersuchungen stehen inzwischen verschiedene qualitativ hochwertige Broschüren zur Verfügung, teils vom IQWIG, aber auch von den großen Krankenkassen oder anderen Institutionen wie etwa dem Nationalen Netzwerk Frauen und Gesundheit: www.nationales-netzwerk-frauengesundheit.de. Der Medizinische Dienst der Krankenkassen bietet über den IGEL Monitor Informationen zu den «Individuellen Gesundheitsleistungen» an: www.igel-monitor.de. Wer wissen möchte, was in den medizinischen Leitlinien von den Fachgesellschaften empfohlen wird, findet dazu sogenannte Patientenleitlinien: www.patienten-information.de/patientenleitlinien. Auch über unsere eigene Universitätsseite gibt es zu einzelnen Themen nützliche Informationen: www.gesundheit.uni-hamburg.de

Das Gesundheitsministerium hat im Frühjahr 2017 ein Projekt zur Einrichtung einer Nationalen Gesundheitsplattform im Internet gestartet. Dazu soll die Abteilung des IQWIG für Gesundheitsinformationen ein Konzept entwickeln. Das alleine wird jedoch nicht reichen, um die Ansprüche der Bürger und Bürgerinnen auf eine evidenzbasierte Medizin und eine informierte Teilnahme an medizinischen Entscheidungen zu realisieren. Dazu braucht es sehr viel mehr: ein Gesundheitssystem und Akteure, die Patienten und Patientinnen wieder in den Mittelpunkt des Wirkens stellen.

# EIN WORT ZU DEN QUELLENANGABEN

Nicht nur in wissenschaftlichen Publikationen sollten alle Aussagen mit Quellenangaben versehen werden. Bei medizinischen Themen handelt es sich dabei überwiegend um englischsprachige Literatur. Nur selten wird diese von fachfremden Personen nachgefragt oder gelesen.

In diesem Büchlein wurde eine große Anzahl unterschiedlichster Themen bearbeitet. Ein Verzeichnis mit allen Originalquellen würde viele Seiten umfassen. Nur eine Auswahl an Literatur zu nennen würde hingegen dem Anspruch auf Ausgewogenheit und Transparenz nicht gerecht werden. Zudem wären auch diese wissenschaftlichen Arbeiten nur für wenige Leser und Leserinnen von Interesse.

Aus diesem Grund haben wir uns entschieden, eine Literaturliste über die Website der Universität Hamburg zur Verfügung zu stellen. Sie ist unter folgendem Link als PDF-Dokument abrufbar:

https://www.chemie.uni-hamburg.de/pha/muehlhauser/
publikationen/gesamt.html (Jahr 2017/Nr. 514)